カラー写真で学ぶ

妊産褥婦のケア

第2版

櫛引美代子 著

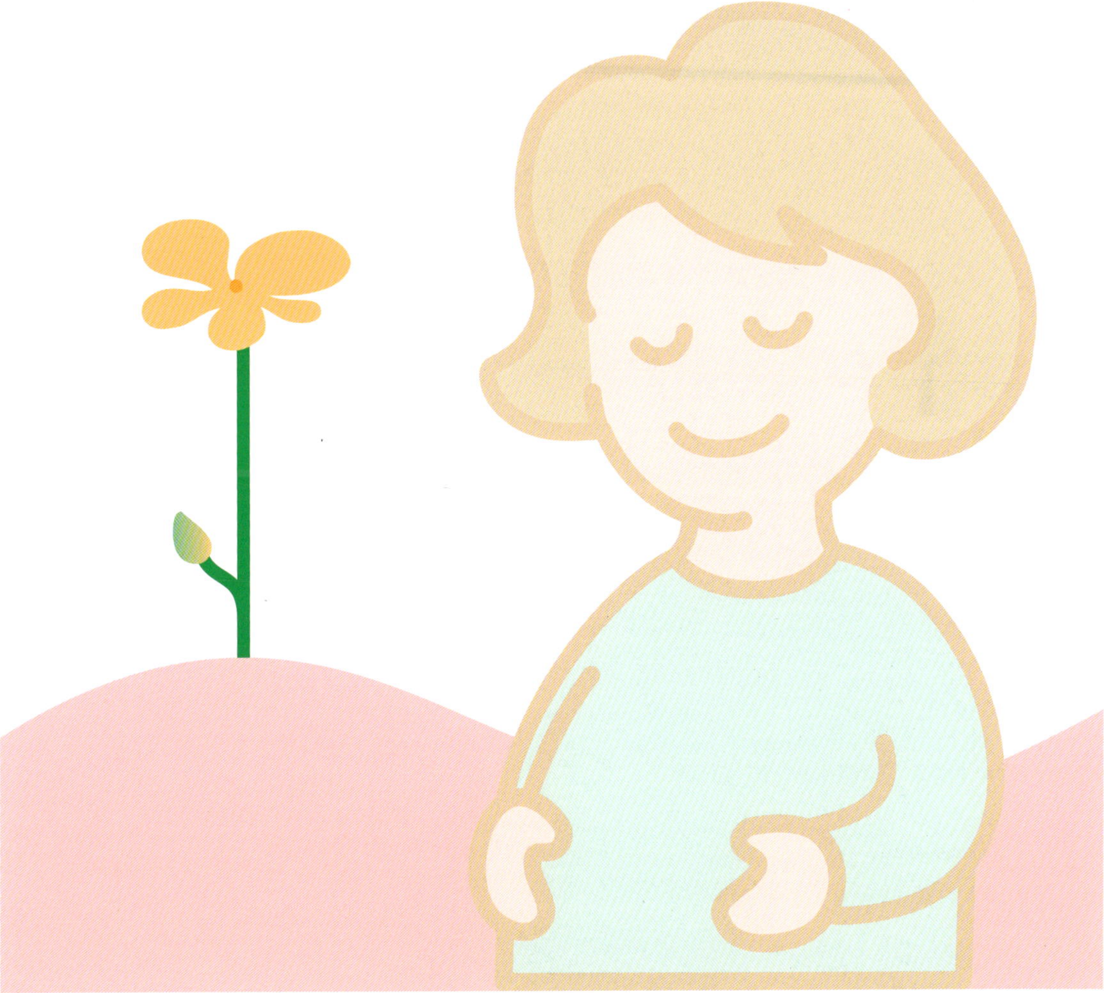

医歯薬出版株式会社

This book was originally published in Japanese
under the title of :
KARÂSHASHIN-DE MANABU NINSANJOKUFU-NO KEA
(Maternity Nursing : A Full-color Photo Guide)

KUSHIBIKI, Miyoko
　Visiting Professor, Hirosaki Gakuin University

© 2001　1st ed.
© 2014　2nd ed.

ISHIYAKU PUBLISHERS, INC.
　7-10, Honkomagome 1 chome, Bunkyo-ku,
　Tokyo 113-8612, Japan

第2版発行にあたって

　"カラー写真で学ぶ"シリーズの「妊産褥婦のケア」は2001年に発刊，2007年に増補して，内容の充実を図ってきましたが，初版から13年が経過し，この度，第2版を刊行することになりました．これまで多くの方々にご活用いただき深く感謝申し上げます．母性看護は現在・未来に必須であり，その担い手は女性と子どもの健康と未来を託されています．しかし，少子化現象と分娩件数の減少，地方における産科医の不足による産科入院施設の縮小や廃止は，看護系大学の増加とあいまって，母性看護学教育，特に臨地実習の実習施設確保の危機にあると言っても過言ではありません．教員は大学内での講義や演習を充実させ，短期間に効果的な臨地実習を実施することに苦慮し，知識のみならず質の高い看護技術の習得と実践能力の養成を目指し，学生は学習者として，知識，技術，態度の修得に日々努力を重ねていることでしょう．

　今回の改訂は，初版同様，少ない機会でも緻密な経験と確実な看護技術の修得を目指せるように，学習者にとって読みやすく，実践をイメージしやすいように配慮しました．また，妊娠中の体重増加推奨値の日本産科婦人科学会，厚生労働省「健やか親子21」，日本肥満学会との違いや，分娩後の早期母子接触の留意点について日本産科婦人科学会，日本小児科学会，日本看護協会，日本助産師会などからの提示があったことなどを考慮して，参考資料を掲載いたしました．アセスメントや計画立案の際に，元になる根拠は何かを選択的に考えられるように，one pointとともにお役立てください．また，既刊書と併せて母性看護技術の自己学習や復習，臨地実習前の事前学習にご活用いただき，学習効果が上がることを願っています．看護学生に限らず，実習指導や初任者のための手引き書としてもご活用いただければ幸いです．

　今回も医歯薬出版担当各位に多大なるご協力とご助言を賜り，感謝申し上げます．

2014年9月
櫛引美代子

はじめに

　看護教育の臨地実習はクライアントの協力なしには到底成り立たないことは周知の事実です．しかし，出生率の低下，少子化現象は分娩件数の減少という現実のもとに，母性看護教育にとって臨地実習における対象の不足という問題を抱えているのが現状です．臨地実習は看護の実践であり，学生は実習場において看護の実践によって学習し，さらに知識と技術を統合し，判断力，実践力を向上させることはいうまでもありません．一方，看護技術は学生時代に基礎を修得することであり，就職してから必要な技術訓練を重ね，習熟するのが原則ではありますが，クライアントに要求されるケアは安全で，質の高いものです．限られた実習時間内にいかに効果的な実習を展開させるかは教師の飽くなき課題であり，学習中の学生であってもケアの実践をおろそかにできることではありません．

　学生にとって，少ない経験でも緻密な経験，未経験の技術でもできるだけ現実的にイメージして経験することは，実習の学習効果を高めることができるでしょう．できるだけイメージしやすいように考慮して発刊した「カラー写真で学ぶ周産期の看護技術」が，好評を得て，皆様のお役にたてたことは誠に嬉しい限りです．しかし，周産期の看護技術は新生児の沐浴や身体計測，胎盤，レオポルド触診など限られた内容でした．その後，妊婦や褥婦に関する内容をという声に押されて，姉妹書として本書出版の運びとなりました．本書の用語，方法は発刊物の中で使用頻度の高いものを用いました．既刊書と併せて母性看護技術の自己学習や復習に手軽にご活用いただければ幸いです．また，看護学生に限らず，実習指導や初任者の簡単な手引書として応用していただければと願っています．

　今回も医歯薬出版担当各位に多大なるご協力とご助言を賜り，改めて感謝申し上げます．

2001年3月
櫛引美代子

もくじ CONTENTS

第2版発行にあたって　iii
はじめに　iv

1. **妊婦健康診査の準備と介助** ………… 1
   目的／1　留意事項／1　(妊婦健康診査および保健指導の回数 1　必要物品の準備 2
   検尿,体重・血圧測定 6　浮腫の観察 11　乳房の観察 12　X線骨盤撮影時の介助 22
   NST (non stress test) 24)

2. **妊婦体操** ………… 33
   目的／33　留意事項／33　方法／34　(正しい姿勢の指導 34　妊婦体操 38)

3. **骨盤位矯正位（膝胸位）骨盤位の自己回転促進法** ………… 53
   目的／53　留意事項／53　指導法／53　膝胸囲指導の実際／55

4. **分娩期の看護** ………… 57
   リラクゼーション／57　産痛の緩和／59　分娩直後の母子対面と早期母子接触／62
   分娩後30分以内の直接授乳／64　母乳育児を成功させるための10カ条／65

5. **産褥期の子宮の観察** ………… 67
   目的／67　観察の要点／67　指導法／67

6. **悪露交換** ………… 71
   目的／71　留意事項／71　必要物品／72　検診台で行う洗浄法の手順／72

7. **母児同室時のオリエンテーション** ………… 79
   授乳指導／79　おむつ交換／83

8. **産褥体操** ………… 87
   目的／87　留意事項／87　指導法／87

文　献　95

写真撮影協力：秋田大学医学部附属病院産婦人科
　　　　　　　（写真は本人の了承を得て掲載したものである）
装丁／デザイン：小川さゆり

1. 妊婦健康診査の準備と介助

目 的

妊婦の合併症の予防と早期発見，妊婦および胎児に対する早期治療，正しい知識の普及と安全な環境のもとに，良好な状態において妊娠・分娩が行われるようにする．

留意事項

1. 診察の目的，内容について，あらかじめ説明し，安心して診察を受けられるように配慮する．
2. 初診時には，母子健康手帳の交付，妊娠週数と妊婦健康診査の回数についても説明する．
3. 診察時は羞恥心に配慮し，不必要な露出を避ける．
4. 妊婦は腹部の増大に伴って足元が見えにくくなるので，診察室の障害物を避け，診察台，産科検診台への昇降は誘導する．
5. 妊婦に不安感や不快感を与えるような会話は慎む．

I 妊婦健康診査および保健指導の回数

基本的な妊婦健康診査の項目（抜粋）
1. 健康状態の把握（妊娠月週数に応じた問診，診察等）
2. 検査計測（子宮底長　腹囲　血圧　浮腫　尿検査（糖，蛋白）　体重　身長）
   ＊身長は第1回目の健康診査で測定する
3. 保健指導を実施するとともに，妊娠期間中の適時に必要に応じた医学的検査をする．

妊婦健康診査および保健指導の回数（厚生労働省児童家庭局発 第1次改正 平成12年第410号）

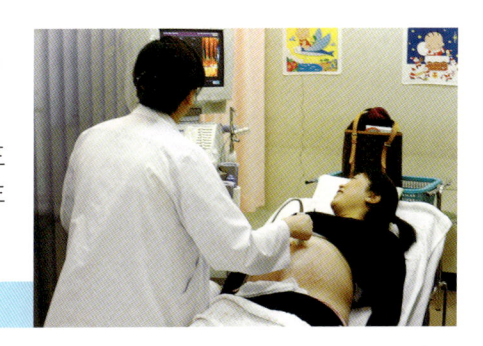

超音波診断中

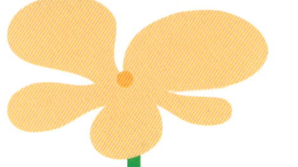

妊娠期　1. 妊娠初期より妊娠23週（第6月末）まで：4週間に1回
　　　　2. 妊娠24週（第7月）より妊娠35週（第9月末）まで：2週間に1回
　　　　3. 妊娠36週（第10月）以降分娩まで：1週間に1回
分娩中　必要に応じた回数
産褥期　1. 産褥の初期：入院期間中は毎日1回
　　　　2. 産褥の後期：4週間前後に1回以上

両親学級による保健指導

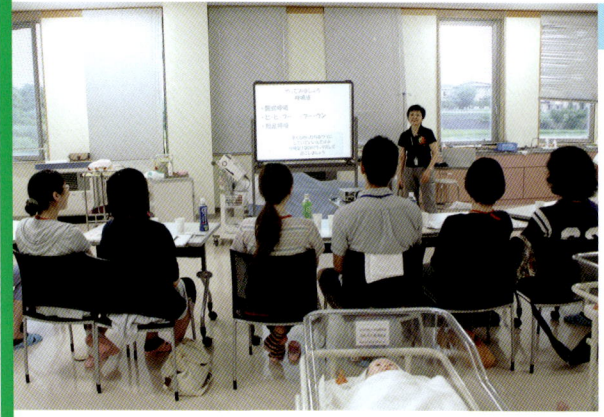

参加型両親学級

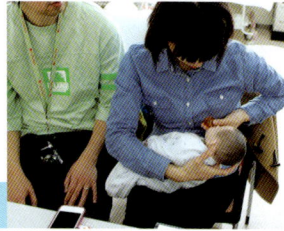

両親学級での授乳練習

one point
① 保健指導は，集団指導，個別指導を併用して行うと効果的である．
② 指導方法は，講義，デモンストレーション，シミュレーション，参加型保健指導，体験型保健指導，それらを混合して行うことが多い．妊婦とその家族がともに参加したり，体験できる方法の選択は効果的である．

II 必要物品の準備

産科診察室
1）診察台・超音波診断装置

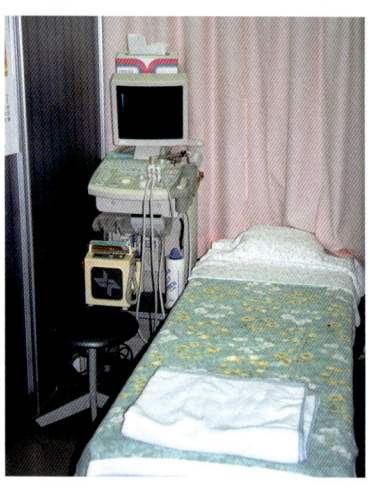

one point
① 超音波診断用ゼリー，ティッシュペーパー，診察後の腹部清拭用ホットタオルを準備する．
② ゼリーは体温程度に温めておくことが望ましい．

1．妊婦健康診査の準備と介助

2）産科検診台

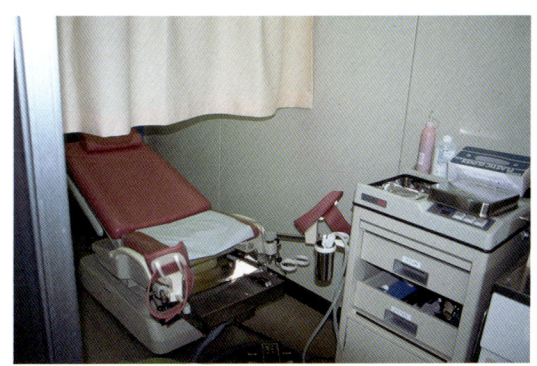

one point
① 内診，クスコ腟鏡診の準備として，滅菌手袋，滅菌クスコ腟鏡，および消毒用セット（鑷子，粘膜消毒用綿球，乾綿球）を準備する．
② 洗浄液は36～37℃に温めておく．最近は，洗浄液で洗浄しないことが多い．

3）血圧計

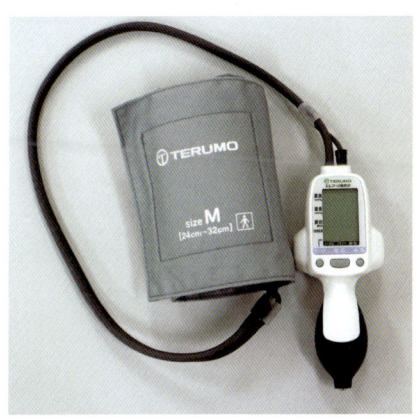
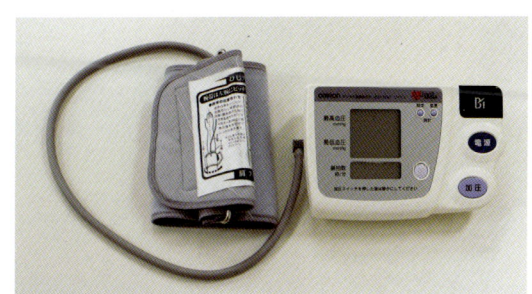

4）分娩監視装置（左），音振動刺激器（右）

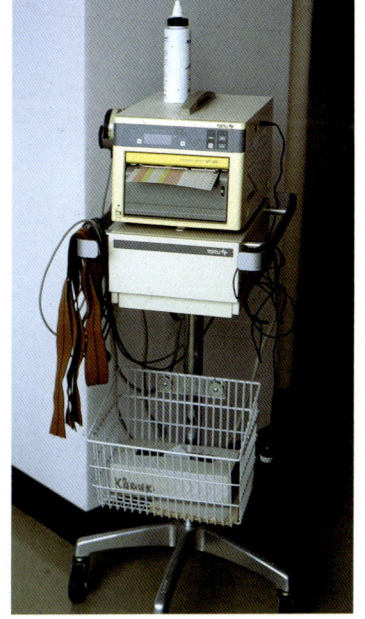
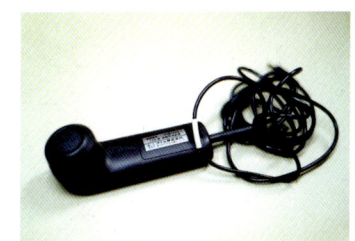

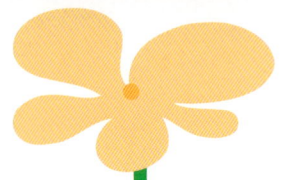

5) 胎児ドップラー（左），
   トラウベ聴診器（右）

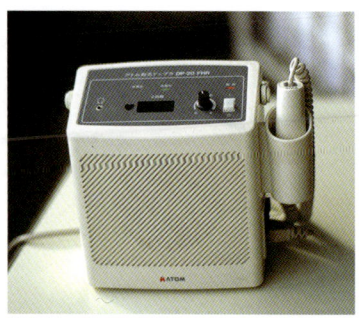 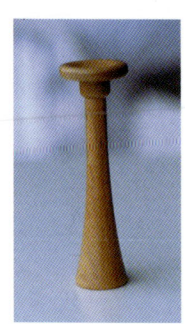

6) 妊娠暦（岡林式妊娠暦，トーイツ妊娠暦計算機）

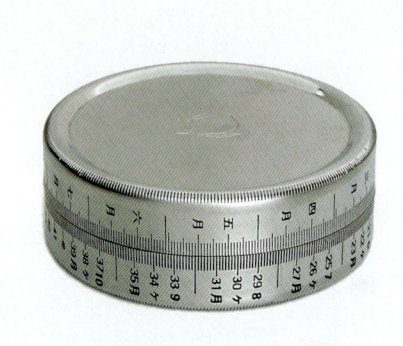 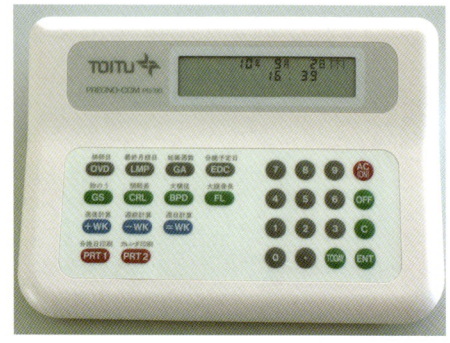

岡林式妊娠暦 **トーイツ妊娠暦計算機**

one point
妊娠暦の分娩予定日起算の原理は，いずれも最終月経の1日目から起算して280日を妊娠40週0日としてある．

other point
① 岡林式妊娠暦による分娩予定日の起算
   左側に太陽暦の1年（365日）が刻印され，右側に妊娠の週数が刻印されている．
   最終月経の第1日目に妊娠0日を合わせる．

1．妊婦健康診査の準備と介助

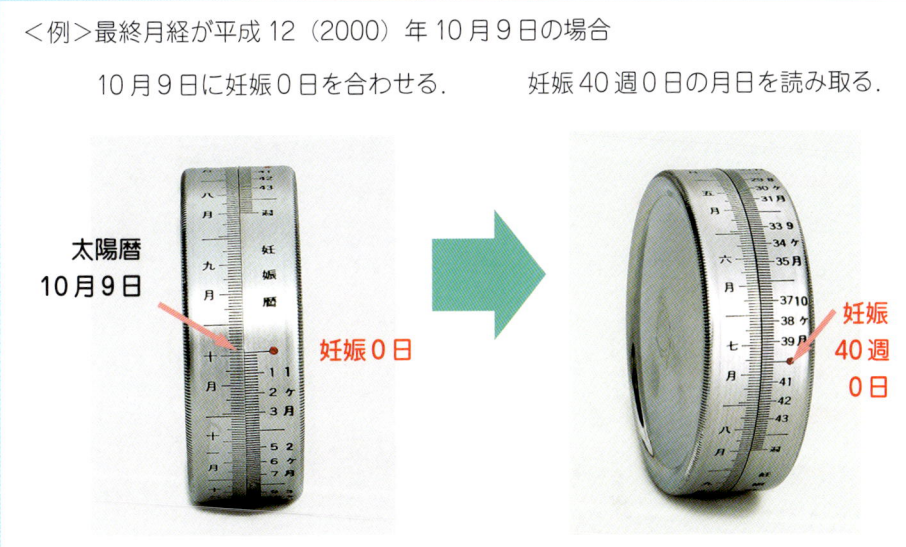

＜例＞最終月経が平成12（2000）年10月9日の場合

10月9日に妊娠0日を合わせる．　　妊娠40週0日の月日を読み取る．

太陽暦 10月9日　　妊娠0日

妊娠40週0日

分娩予定日：平成13年7月16日

現在の妊娠週数の確認は，太陽暦の月日に一致する妊娠週数を読み取る．
閏年の2月29日以後は，分娩予定日に1日加算する．

② トーイツ妊娠暦計算機による分娩予定日の起算

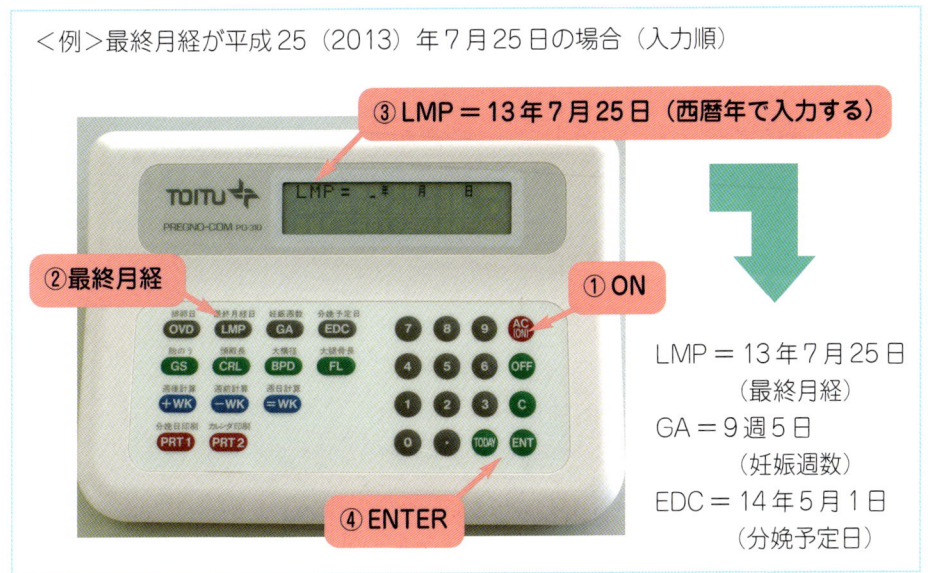

＜例＞最終月経が平成25（2013）年7月25日の場合（入力順）

③LMP＝13年7月25日（西暦年で入力する）

②最終月経　　①ON

④ENTER

LMP＝13年7月25日
　　（最終月経）
GA＝9週5日
　　（妊娠週数）
EDC＝14年5月1日
　　（分娩予定日）

one point
EDC（分娩予定日）が決定している場合の「GA（妊娠週数）」の確認（入力順）
① ON→②EDC→③EDC（西暦年，月，日）を入力→④ENTERの順にボタンを押すと，「妊娠週数」が表示される．

③ ネーゲルの分娩予定日の起算
　最終月経よりの起算　分娩月：最終月経の月から3カ月を引くか（4月以降），9カ月を加える（3月以前）．
　　　　　　　　　　分娩日：最終月経の第1日目に7日を加える．
　　　　　　　　＊厳密には，最終月経の月（数）により7日を加えるとは限らない．
　　　　　　　　　3月・4月は5日，5月は4日，7月・12月は6日を加える．
　　BBT（基礎体温）を測定している場合は，低温期の最終日に266日を加える．

7）メジャー

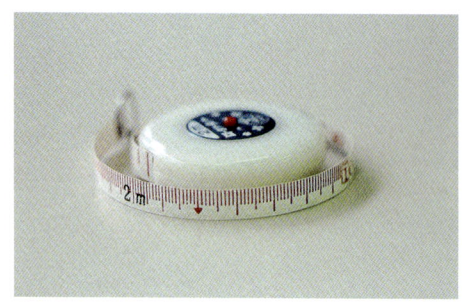

8）その他
　体重計，体温計，採尿コップおよび尿検査用試験紙，必要時採血用物品

Ⅲ 検尿，体重・血圧測定

●検尿（試験紙法）

試験紙法は，採取した尿に試験紙を浸して比色するだけの簡単な検査方法で，ただちに定性検査結果が判明するので，産科外来で行われることが多い．

必要物品

1）尿コップ
2）試験紙　①蛋白質，ブドウ糖検査用
　　　　　　②潜血，ケトン体，ブドウ糖，尿蛋白，pH 検査用
　妊娠17週前，つわり症状が持続，妊娠悪阻などの代謝性アシドーシスが疑われるような場合には「ケトン体」を検査できる試験紙を用いる．

1．妊婦健康診査の準備と介助

①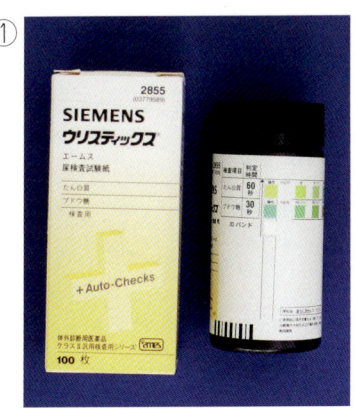
②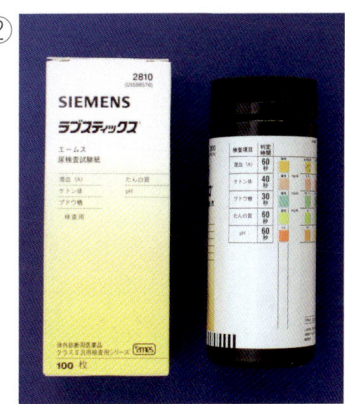

検査手順

1. 試験紙を1枚容器から取り出し，尿中に試験紙部分を完全に浸す．

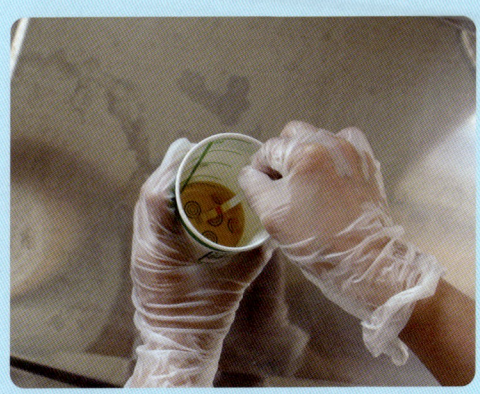

one point
① 初回採尿時に，中間尿を採取するように指導する．また，帯下や出血がある場合には，外陰部を拭いてから採尿するように指導する．
② 尿に沈殿がある場合は，撹拌してから試験紙を浸す．
③ 必要な試験紙を容器から取り出したら，直ちに密栓する．

2. 尿中より直ちに試験紙を引き上げる．
紙コップの壁に試験紙の端を軽く当て，余分な尿を取り除く．

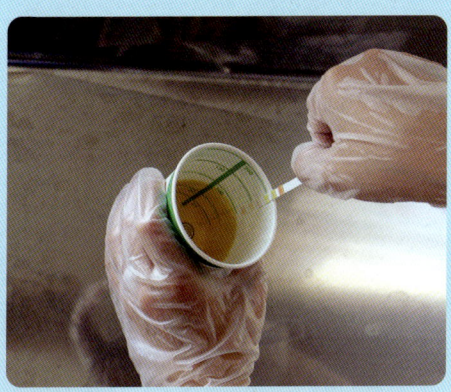

one point
尿が手につかないように試験紙を水平に持つ．

3. 尿中より試験紙を引き上げた後，規定時間に試験部分を比色表と比較して判定する．

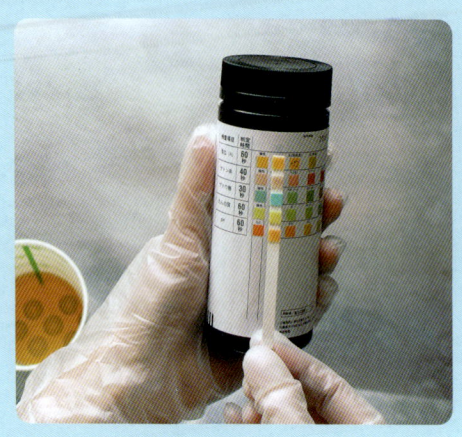

one point

① 試験紙の試験部分を比色表と比較して比色する場合，尿で比色表を汚染しないように注意する．
② pH試験部分のついた試験紙はpH部分を注視して，呈色が均一でない場合は直ちに色の濃い部分で判定する．また，蛋白質の判定は60秒後が最適である．
③ 試験紙は製造会社によって判定や発色が異なるので，説明書をよく読んでから検査を行うとよい．

比色表と判定時間の一覧　（エームス尿検査試験紙例）

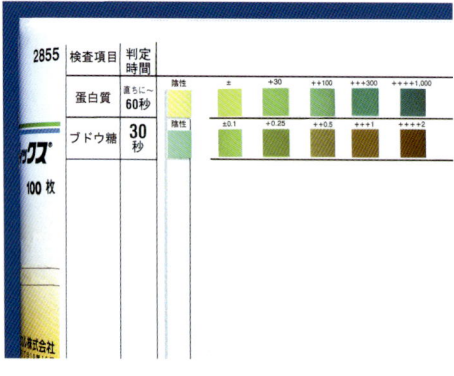
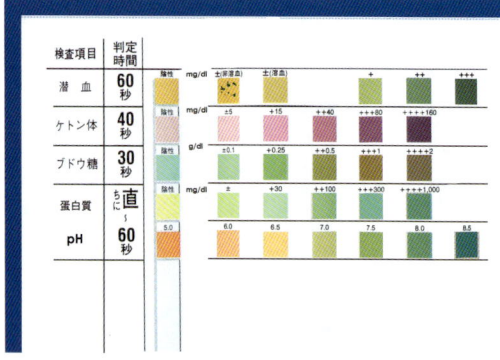

● 体重測定

体重測定は，原則として下着1枚着用で行う．設備上脱衣できない場合には，上着を脱いで，できるだけ薄着で行う．
ガウンを準備してある場合は，ガウンを着用して行うとよい．

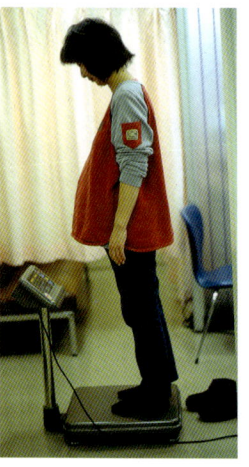
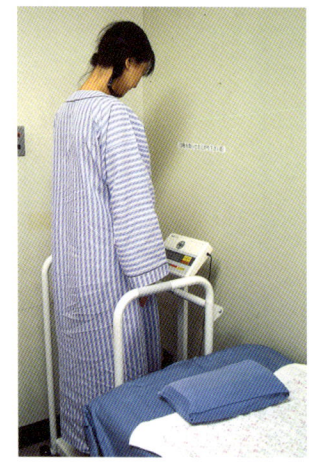

1．妊婦健康診査の準備と介助

one point
① 妊婦は腹部の増大によって下方が見えにくいので，体重計は広い台が安定していて危険が少ない．妊婦は子宮底長26cm以上で急激に足元の視界制限が拡大される．
② 着衣のままで体重測定を行う場合には，できるだけ前回の健診時と同じような着衣条件で測定する．
③ 妊婦の体重増加の構成内容は，胎児・胎盤・羊水4〜4.5kg，子宮・乳房1〜1.5kg，循環血液量1〜1.5kg，組織液1〜1.5kg，母体蓄積脂肪2〜3kgである．
④ 妊娠中の体重増加の推奨値とその目的（**表1**）

表1 体格区分別 妊娠全期間を通しての体重増加の推奨値とその目的

	体重増加の推奨値		目的
日本産科婦人科学会周産期委員会（1997年）	BMI＜18： BMI 18〜24： BMI＞24：	10〜12kg 7〜10kg 5〜7kg	妊娠高血圧症候群の予防
厚生労働省「健やか親子21（2006年）」	BMI＜18.5（やせ）： BMI 18.5〜25（普通）： BMI≧25（肥満）：	9〜12kg 7〜12kg 個別対応 （BMI25をやや超える程度の場合は，おおよそ5kgを目安）	適正な出生体重（妊娠37〜41週において出生時体重2,500〜4,000gを目標に設定）
日本肥満学会（2006，2007年）	肥満妊婦を対象とする 標準体重の120％未満 （軽度肥満妊婦） 標準体重の120％以上 （高度肥満妊婦）	5kg以下 7kg以下	産科的異常の減少

・体格区分は非妊時の体格による．
・体重増加の推奨値は，自己申告による非妊時の体重をもとに算定したBMIを用いる．
・BMI（Body Mass Index）＝非妊時体重（kg）／身長（m）^{2}
・日本妊娠高血圧学会による妊娠高血圧症候群（PIH）管理ガイドライン（2009）においても日本産科婦人科学会と同様の立場をとっているが、厚生労働省「健やか親子21」を紹介している．
・「健やか親子21」では，体格区分が普通の場合，BMIが「低体重（やせ）」に近い場合には推奨体重増加量の上限側に近い範囲を，「肥満」に近い場合には推奨体重増加量の下限側に近い範囲を推奨することが望ましいとしている．
・日本肥満学会は，非妊時に正常体重であった妊婦の至適体重増加を10〜12kgとみなす意見は正当でないという立場である．
・日本肥満学会では，妊婦のBMI値が，妊娠初期（5〜16週）では24.9，中期（17〜28週）は27.1，妊娠末期（29〜40週）は28.2を超える妊婦を肥満妊婦と判定する．

⑤妊娠中期から末期における1週間あたりの推奨体重増加（**表2**）

表2　体格区分別　妊娠中期から末期における1週間あたりの推奨体重増加量
（厚生労働省「健やか親子21」）

体格区分	1週間あたりの推奨体重増加量
低体重（やせ）：BMI 18.5未満	0.3〜0.5 kg/週
ふつう：BMI 18.5以上25.0未満	0.3〜0.5 kg/週
肥　満：BMI 25.0以上	個別対応

・体格区分は非妊娠時の体格による．
・BMI（Body Mass Index）：体重（kg）/身長（m)^2
・妊娠初期については体重増加に関する利用可能なデータが乏しいことなどから，1週間あたりの推奨体重増加量の目安を示していないため，つわりなどの臨床的な状況を踏まえ，個別に対応していく．

● **血圧測定**
来院して10〜20分ぐらい休息してから測定することが望ましい．
血圧の測定値が高い場合には，安静にして再度測定する．

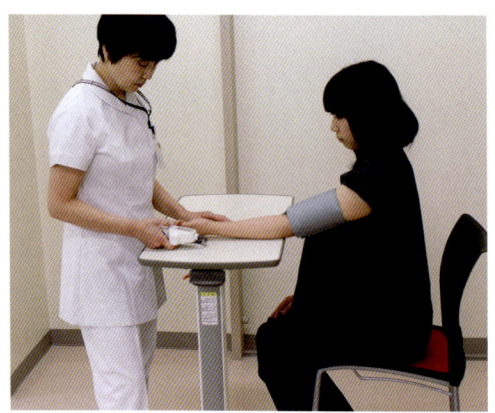
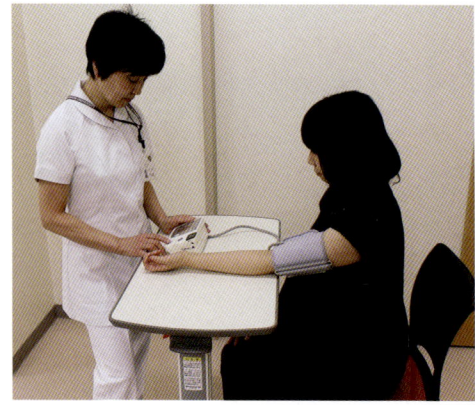

one point
　体重および血圧の測定値は，母子健康手帳に記載する．体重は妊婦自身が母子健康手帳の体重増加曲線グラフに記載するように説明する．

1. 妊婦健康診査の準備と介助

Ⅳ 浮腫の観察

まず，顔面，手指の浮腫の有無を観察する．
つぎに，下肢脛骨稜を圧して圧痕の有無と「凹み」の程度によって評価する．

1) 母指または示指で脛骨稜を圧する．
圧した指を放して，その部分の圧痕の有無と「凹み」の程度によって浮腫の程度を評価する．

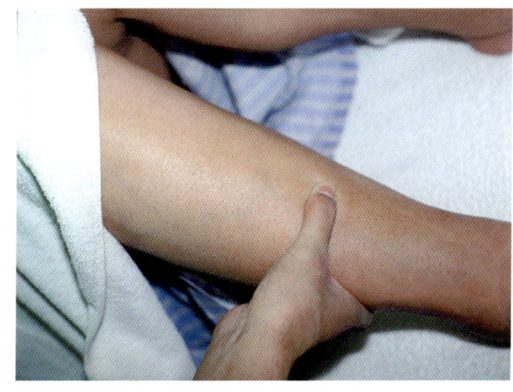

2) 圧痕が全くない場合は，浮腫がないと評価する．

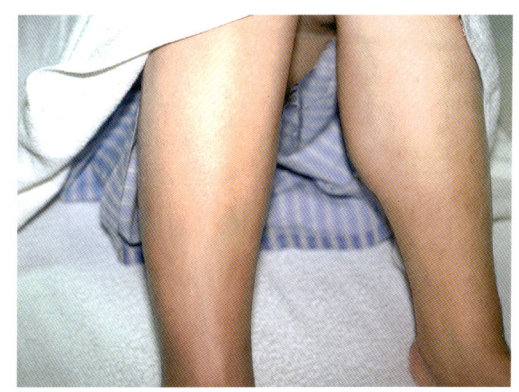

3) 圧した部分の凹みが不明瞭か，肉眼で判断できない場合には，圧した部分を指腹部で軽くなでるように触れて，「凹み」の有無を確認する．

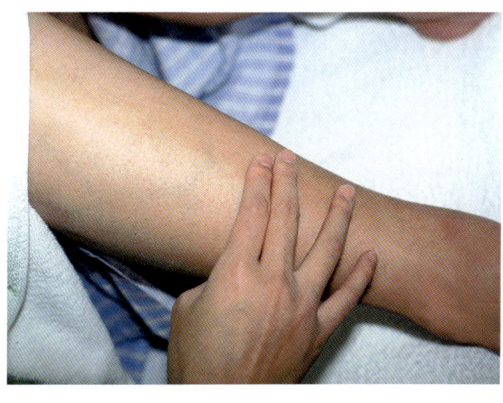

one point
　指で脛骨稜を圧するとその部分の毛細血管が収縮するために，一時的にその部分の皮膚が蒼白となり，圧痕と見間違うことがあるので，触知して「凹み」の有無を確認するとよい．

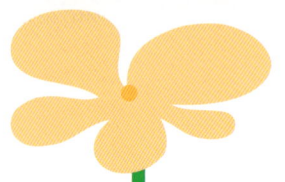

4) 圧した部分に明瞭な「凹み」を確認した場合は，浮腫があると評価する．

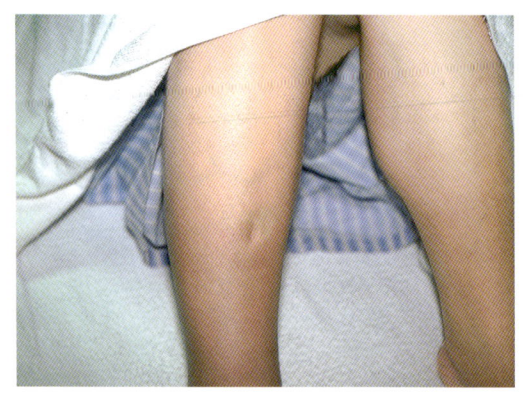

one point

① 浮腫の判定基準例
　圧痕部の深さを圧した指頭部の厚さで測定して評価する方法．

浮腫の程度	評　価　基　準
浮腫（−）	圧痕が全くない．
浮腫（±）	圧痕は不鮮明だが，触診にて凹みを触知できる．
浮腫（＋）	圧痕鮮明で，指頭の1/2程度の凹み．
浮腫（＋＋）	圧痕鮮明で，指頭全部が埋まる程度の凹み．
浮腫（＋＋＋）	圧痕鮮明で，指頭部が見えなくなるくらいの凹み．下肢のみならず全身性に浮腫を観察できる．

② 観察結果は，妊娠経過記録および母子健康手帳に記載する．

Ⅴ　乳房の観察

妊娠初期に乳房，乳頭の形態を観察，評価し，授乳に適するように適切な乳房のケアを行うことによって，分娩後早期に直接授乳ができ，母乳栄養の確立を図る．

観察の要点と評価

1) 両側乳房を概観する．
　乳房，乳頭の形態と大きさ，左右差，形態異常や硬結の有無などを観察する．

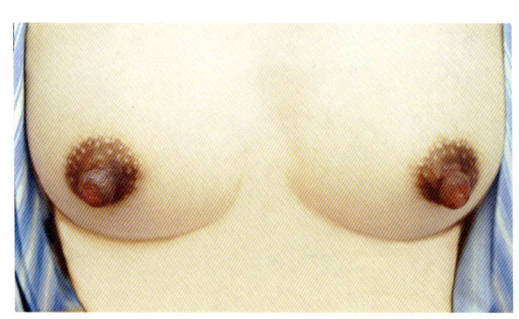

1. 妊婦健康診査の準備と介助

one point
　乳房は，胸部前面で第2〜6肋骨の高さにわたって半球状に隆起している．その2/3部は大胸筋の上に，1/3部は前鋸筋の上に位置し，乳房提靭帯（クーパー氏靭帯）によって固定挙上されている．中央は色素に富んだ円錐状の隆起があり，乳頭（チクビ）という．

2）乳房の形態の観察
　胸壁からの隆起を乳房の高さ，半球状の乳房の中心横径に対する乳頭の位置から，形態の分類をする．

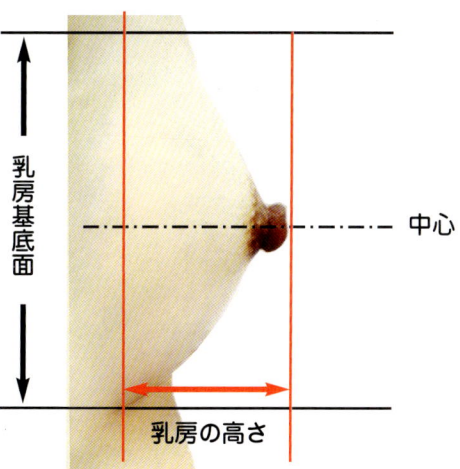

■ 乳房の分類 ■

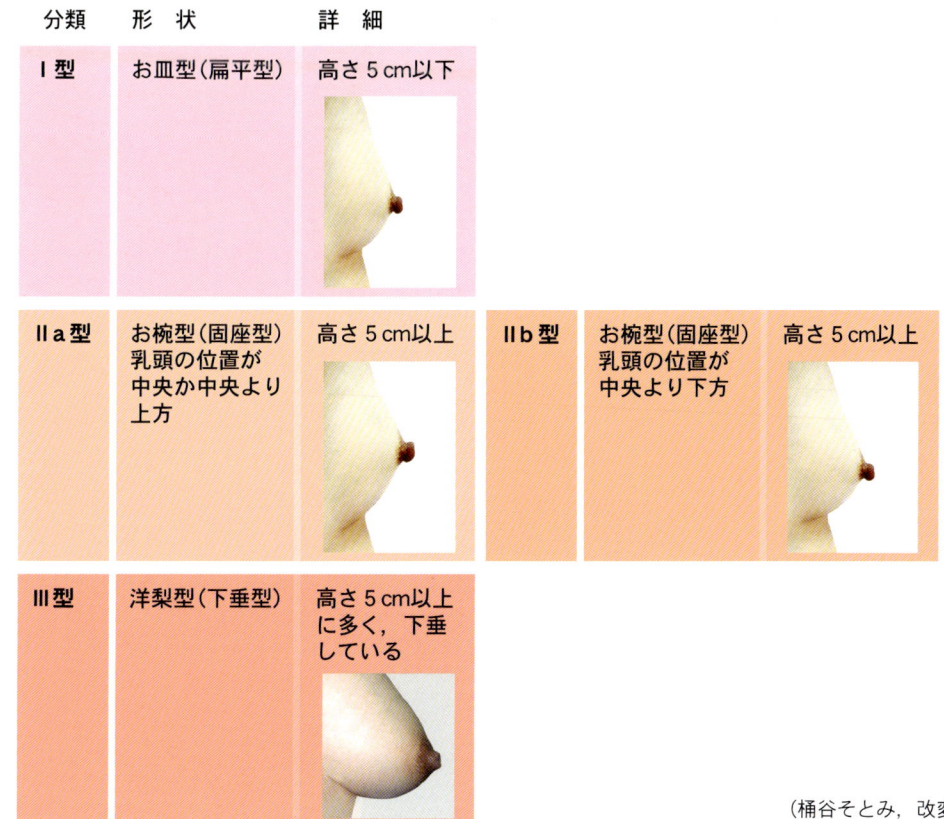

（桶谷そとみ，改変）

3）乳頭の観察
　乳頭の直径，長さ（突出度），乳頭・乳頸部の柔軟性，および伸展性を観察する．
　直径，長さの測定はメジャーを用いると正確だが，観察者の手指を指標に簡便に測定できる．

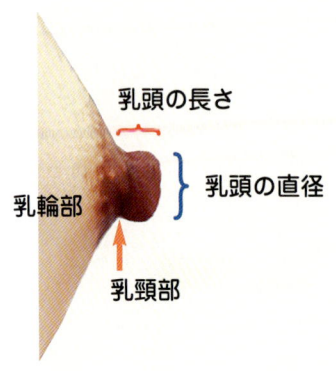

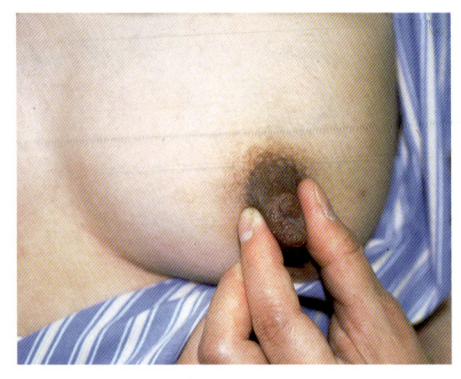

■ 簡便測定法 ■

■ 乳頭の分類 ■

乳頭の標準的直径
0.8〜1.2cm

	良 好（上）	やや不良（中）	不 良（下）
	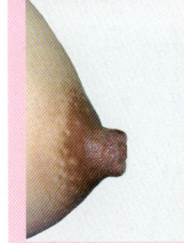	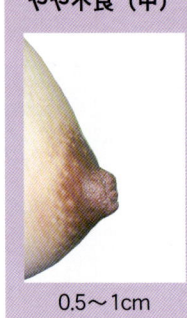	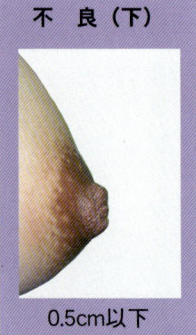
乳頭の長さ	1〜2cm	0.5〜1cm	0.5cm以下
			扁平乳頭

直接授乳には，乳頭長が1〜2cmあることが望ましいが，乳頸部の伸展が良好なら0.8cmの長さがあれば可能である．
乳頭，乳頸部の柔軟度や伸展性についても観察する．

	乳頭の柔軟度	乳頸部の伸展性
良 好 （上）	耳朶様	1〜2cm
やや不良（中）	口唇，または小指球様	0.5〜1cm
不 良 （下）	鼻翼，または耳介上部様	0.1〜0.5cm

（桶谷そとみ，改変）

one point
① 手指を長さの指標にする場合，指の幅，1関節の長さ，爪の幅・長さなどの寸法を日頃から測定して記憶しているとよい．
② 乳房，乳頭の形態，異常について観察した結果を記録する．

4）乳頭の異常
　　乳頭の異常には，扁平乳頭，陥没乳頭（乳頭がほとんど埋没している高度陥没，刺激により

14

1．妊婦健康診査の準備と介助

　突出する仮性陥没まで含まれる），水泡，亀裂がある．
one point
① 扁平乳頭や陥没乳頭の場合，妊娠20週頃からニプルフォーマー（乳頭保護器）を装着すると矯正効果がある．
② 扁平乳頭，陥没乳頭，乳頸部の伸展不良は，乳頭，乳頸部のマッサージによっても矯正，改善を期待できる．ただし，乳頭刺激は子宮収縮を誘発する危険性があるので，ハイリスク妊婦は妊娠35～36週頃に状態をみて開始する．

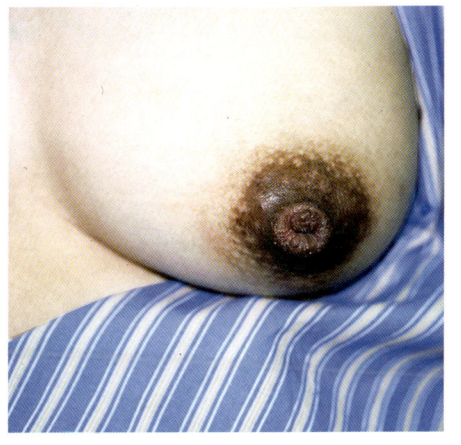 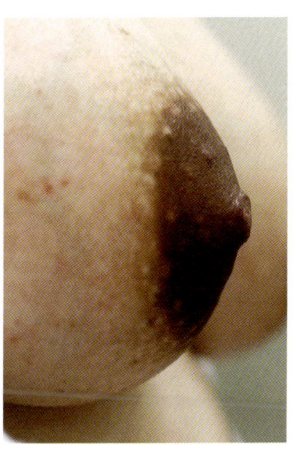

中央陥没乳頭　　　　　　　**扁平乳頭**

③ 乳頭保護器（ニプルフォーマー）

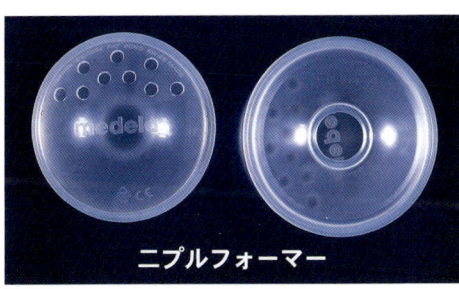

シリコーンリング部分とプラスチック製シェル部分からなる．

one point
使用後は取り外して，食器用洗剤で洗うことができる．

④ ニプルフォーマーの装着法

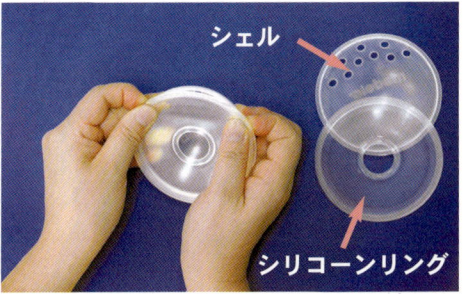

シリコーンリングをシェルにぴったりと取り付ける．

15

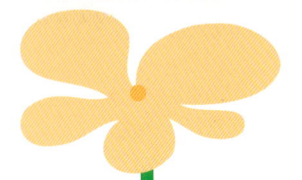

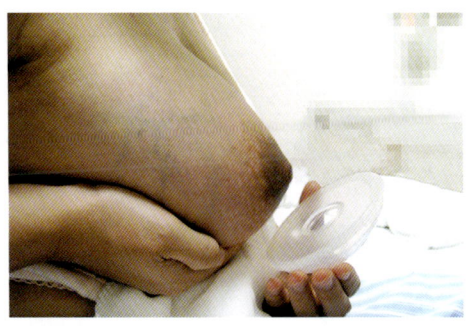

シリコーンリングのリング中心部に乳頭が位置するように見当をつける．

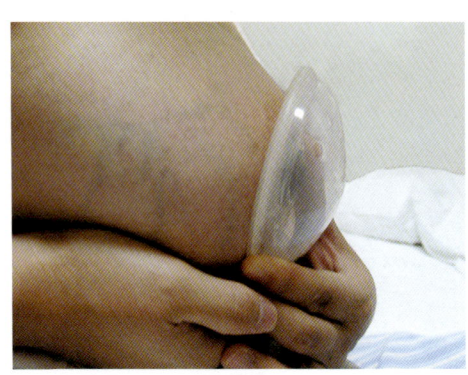

シリコーンリングのリング中心部の空きに乳頭が納まるようにぴったりつけて，ニプルフォーマー全体を乳房に当てる．
乳房を圧迫しすぎないようにブラジャーで固定する．

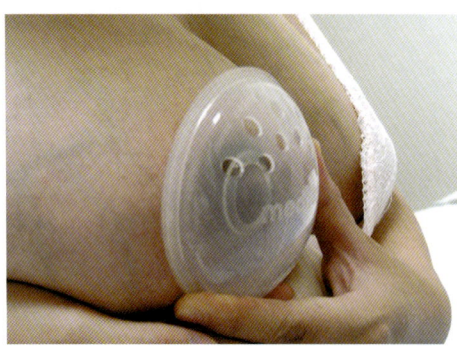

one point
① 妊娠20週頃から乳房が増大し始めるので，ブラジャーは大きめのカップサイズに変更する．
② ニプルフォーマーの装着は1日1時間ぐらいから始め，最長8時間の装着とする．

発汗が多い場合，シリコーンで皮膚がかぶれ易い場合はシリコーン部分にガーゼを当てて装着する．

（1）角ガーゼを使用する場合

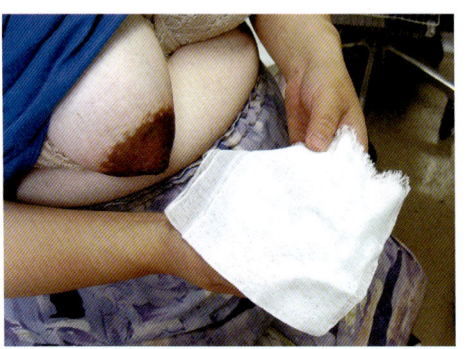

ニプルフォーマーのシリコーンリングの上にガーゼを広げる．

1．妊婦健康診査の準備と介助

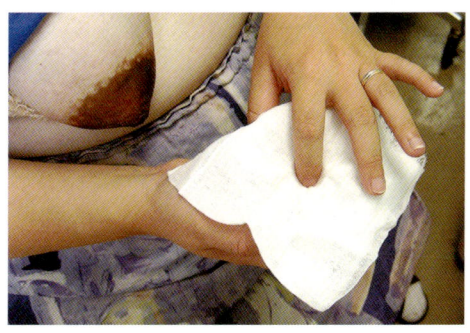

シリコーンリングのリング部分のガーゼに指で窪み（凹部）をつける．

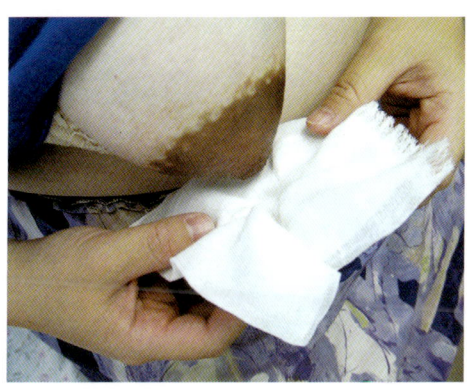

シリコーンリングのリング中心部の凹部に乳頭が納まるようにぴったりつける．

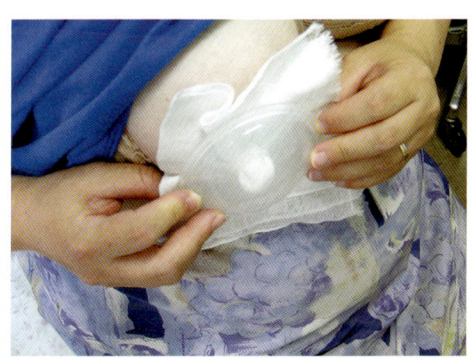

ニプルフォーマー全体を乳房に当てる．

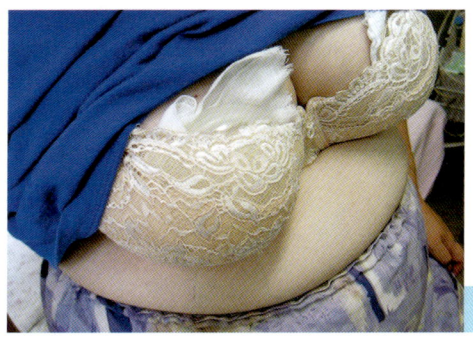

乳房を圧迫しすぎないようにブラジャーで固定する．

ニプルフォーマー固定

（2）穴あきガーゼを使用する場合
　　ガーゼを当てるとリング部分が見えにくいので，リングの空き部分に乳頭が納まっ

17

ているか確認が困難なことがある．そのような場合，ガーゼの中央に穴を開けて当てるのも一つの工夫である．

ニプルフォーマーのリング部分に合わせて穴を開ける．

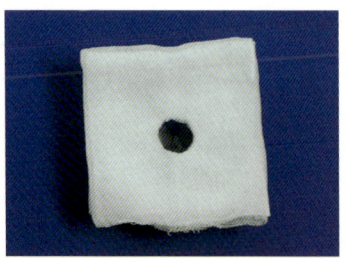

シリコーンリングのリング中心部の凹部に乳頭が納まるようにぴったりつける．

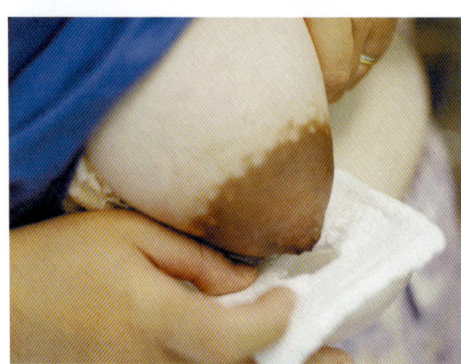

ニプルフォーマー全体を乳房に当てる．
乳房を圧迫しすぎないようにブラジャーで固定する．

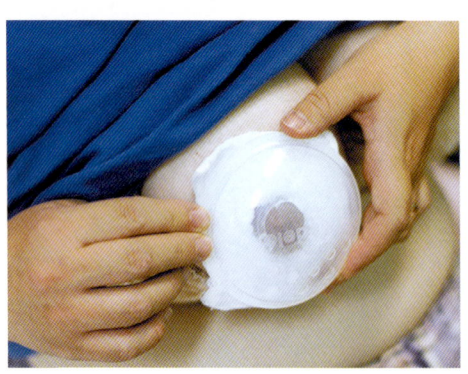

other point
① 産褥期の乳頭亀裂の悪化を防止するために，リング部分が大きいブレストシェルを用いるとよい．

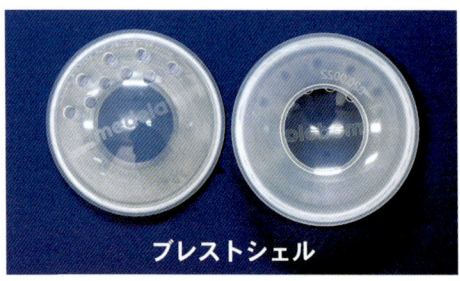

one point
授乳期にはシェル内に乳汁が漏れることがあるので，使用の都度ブレストシェルを洗浄する．また，シェル内に溜まった乳汁は児に授乳しない．

1．妊婦健康診査の準備と介助

② 扁平乳頭，陥没乳頭が改善されない場合の直接授乳には，授乳用乳頭保護器を用いる方法がある．しかし，授乳用乳頭保護器の使用は一時的にやむをえない選択とする．

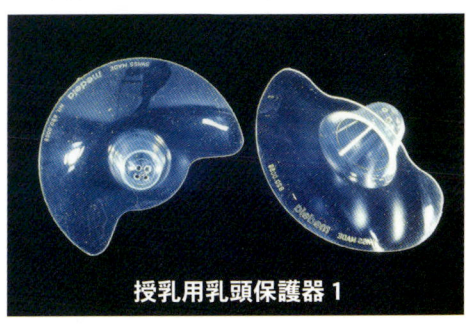
授乳用乳頭保護器1

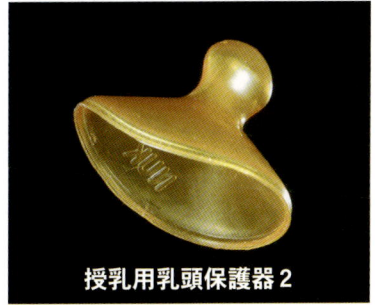
授乳用乳頭保護器2

③ 授乳用乳頭保護器の使用法

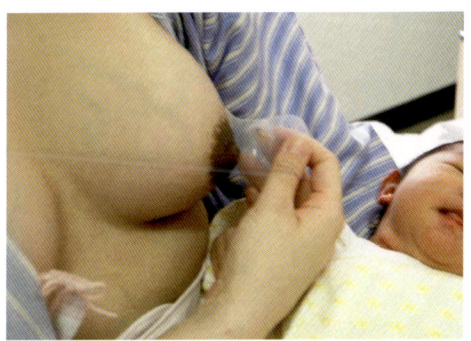

乳頭保護器の乳嘴中央に乳頭が納まるように位置を定める．

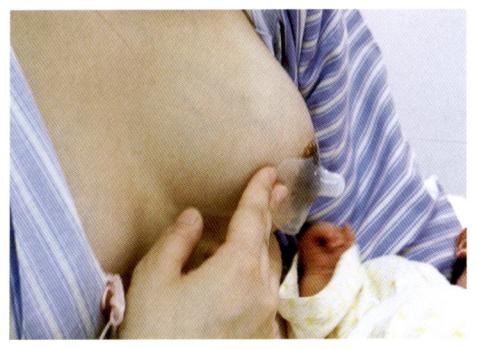

乳頭保護器を乳房に密着固定する．

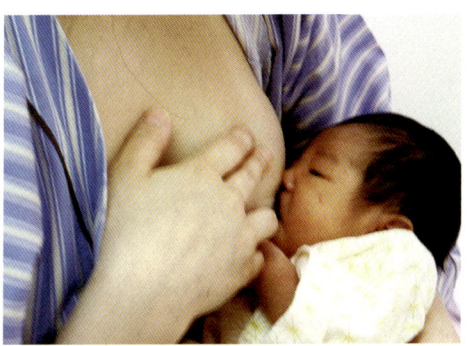

乳頭保護器を密着固定した状態で児に授乳する．

④ 母乳分泌が良好にもかかわらず，扁平・陥没乳頭のために児が直接哺乳できず，器具がない場合，緊急方法として，乳嘴を乳頭保護器の代用として活用できる．

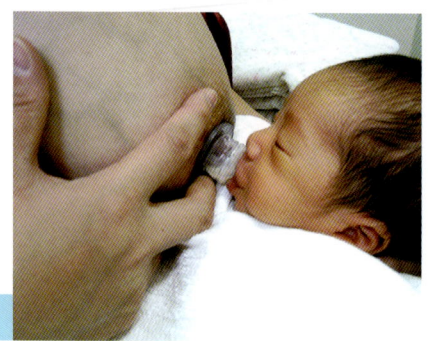

乳嘴直接授乳

5）乳頭マッサージのセルフケア
　妊婦にマッサージの方法をデモンストレーションしながら指導する．また，実施させてみる．

（1）乳頭横マッサージ
　　母指と示指・中指で乳頭をはさみ，母指と示指・中指を左右にずらすように動かし，乳頭を横方向に5〜6回マッサージをする．

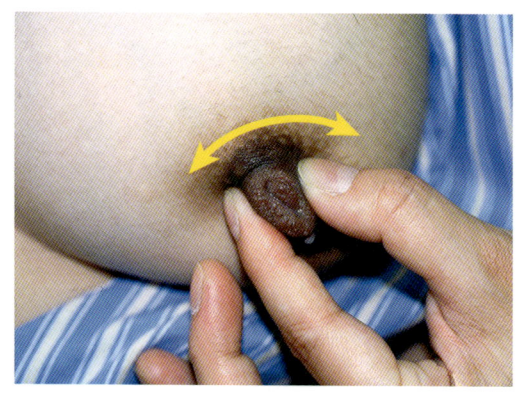

（2）乳頭縦方向マッサージ
　　母指と示指・中指で乳頭をはさみ，母指と示指・中指を前後にずらすように動かし，乳頭を縦方向に5〜6回マッサージをする．

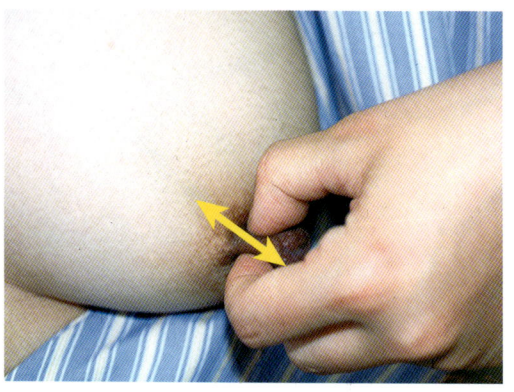

1. 妊婦健康診査の準備と介助

(3) 乳頭部マッサージ
母指と示指・中指で乳頭部をはさみ，5～6回つまみ出すようにする．続いて，横方向に5～6回マッサージをする．

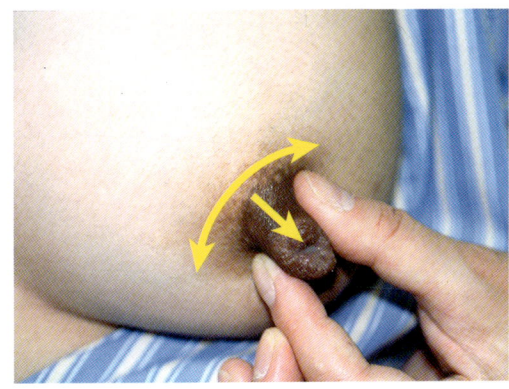

one point
① 乳頭刺激によって腹部緊張を感じたら，中止するように説明する．
② 入浴時に行うと，時間的余裕がある場合もある．

6）乳管開通の確認

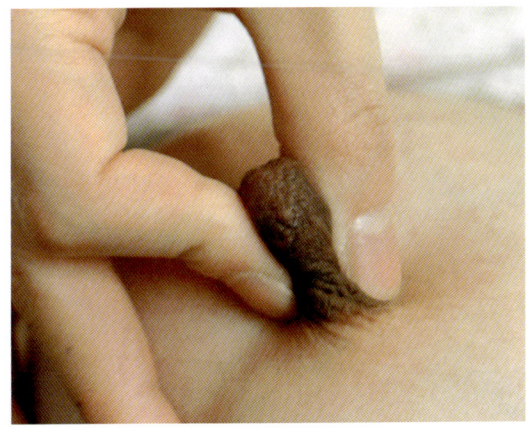
乳管開通確認

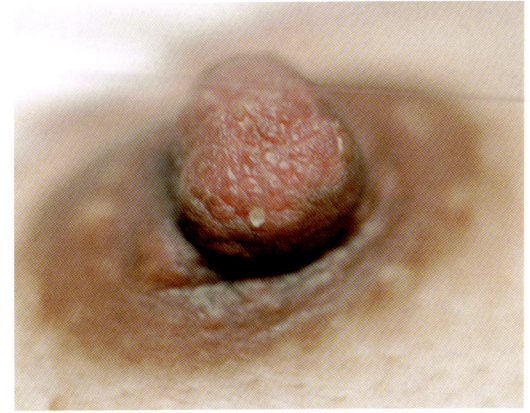
初乳

one point
① 乳頭部を母指と示指で挟み，乳輪部に軽く押し当てるようにし，乳頭部をつまむように圧する．
② 初乳の分泌を確認して乳管開通本数を確認する．

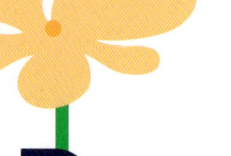

VI X線骨盤撮影時の介助

X線骨盤撮影は，CPD（cephalopelvic disproportion 児頭骨盤不均衡）が予測されるような場合に，骨盤内腔の計測を行って骨盤縦径と胎児の先進部（ほとんどが児頭）を相対的に診断する方法である．

必要物品

X線不透過メジャー（50cm）

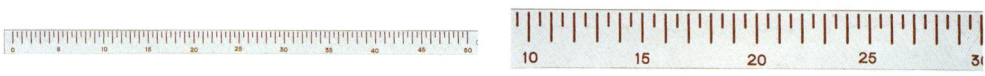

バスタオル

留意事項

1) 妊娠末期の分娩に近い頃か，分娩第1期に急に検査を行うことが多いので，妊産婦の不安の緩和に留意する．
2) X線撮影中，バスタオルを用いて不必要な露出を避ける．
3) 介助者は被曝を防ぐために，撮影中は撮影室外で観察する．撮影中も妊産婦の傍らで介助を要する場合にはプロテクターを着用する．

● グットマン（Guthmann）X線骨盤撮影法

1. 骨盤側面の撮影方法である．

2. 側臥位の姿勢で，中心線が大転子を通るように下肢を伸ばす．

3. 上肢はX線フィルムの位置に重ならないように，下側上肢を頭部へ伸ばし，上側上肢を軽く曲げて前方に置く．

1. 妊婦健康診査の準備と介助

4. 股間にメジャーを入れて撮影する．

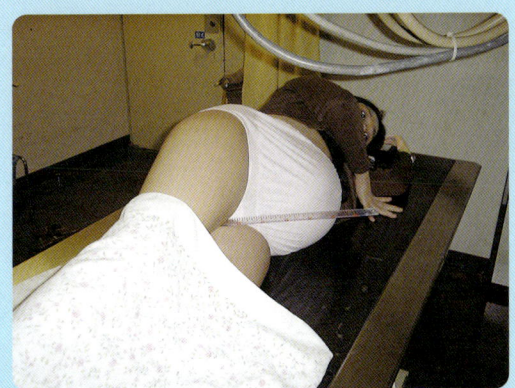

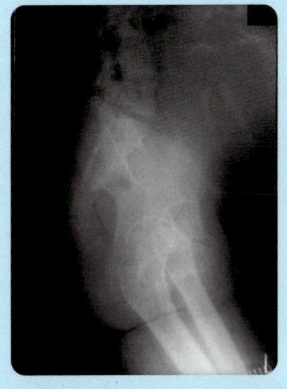

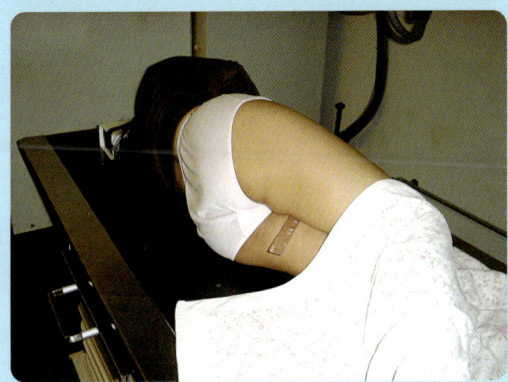

one point
① 真結合線，恥骨結合内側と第2・3仙椎間の距離，恥骨結合下縁と坐骨棘を経て仙骨に達する距離を計測する．
② 仰臥位にして側面から撮影することもある．

● マルチウス（Martius）X線骨盤撮影法

1. 骨盤正面の撮影方法である．

2. 座位の姿勢で，両上肢を伸ばして両手掌を撮影台に置き，上体を60°後方に傾斜させる．
両下肢は伸ばす．

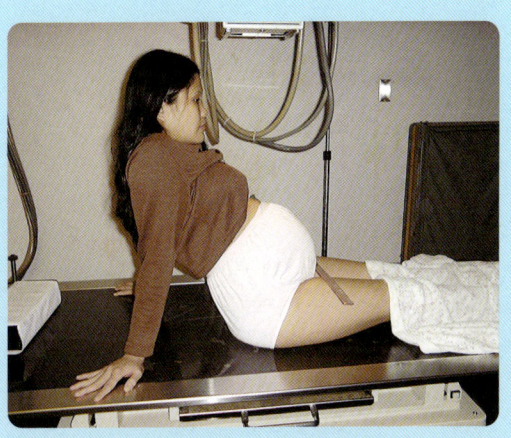

3. 恥骨結合に密着させるようにメジャーを当てて，撮影する．

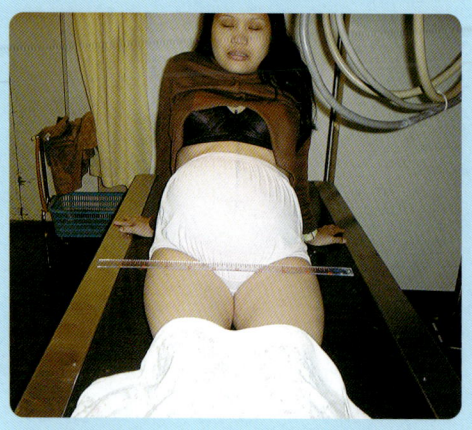
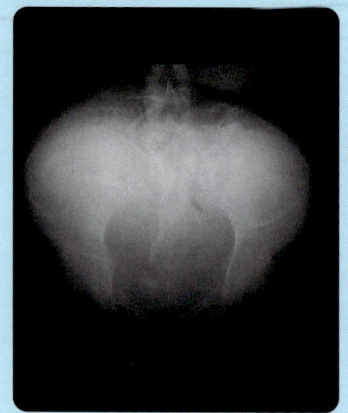

one point
骨盤入口と児頭の関係を知ることができる．

Ⅶ NST（non stress test）

分娩監視装置（CTG monitor；cardio-tocograph monitor）を用いて，胎児心拍数（FHR；fetal heart rate）と子宮収縮（UC；uterine contraction）を連続モニタリングして，胎児心拍数図と陣痛曲線図の関係から胎児の予備能，異常，潜在的リスクを評価する方法である．

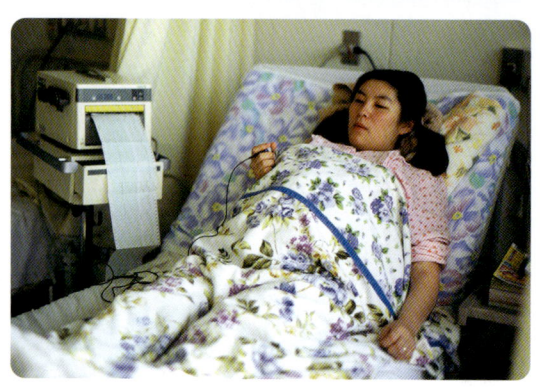

留意事項

1）胎児は20〜30分の睡眠，覚醒パターンを示すことから，原則として40分間モニタリングする．しかし，胎児が覚醒期でNSTの評価がreactiveと確認できれば，20分程度のモニタリングでもよい．
2）妊娠末期には，増大した子宮の下大静脈圧迫による仰臥位低血圧症候群を予防するために，セミファーラー位，または左側臥位で行う．
3）初めてNSTを行う場合は，検査の目的，概略を説明し，不安なくリラックスして検査できるように配慮する．
4）頻回に妊婦の状態，正確に記録されているかを観察する．

1．妊婦健康診査の準備と介助

5) 記録紙には，妊婦氏名（同姓同名が存在することもあるので，患者固有番号がある場合は固有番号も記載），検査日時，体位変換や刺激なども記載する．
6) 仰臥位低血圧症候群の既往がある妊婦や多胎妊婦の場合は，施行中に血圧測定する．
7) 分娩監視装置は，あらかじめ点検しておく．装置の時刻合わせもしておく．

one point
① 胎児心拍数図は，胎児心電図のRR間隔を利用して1分間の心拍数に換算して記録されている．したがって，心拍数は瞬時心拍数である．
② NSTの原理は，正常胎児にみられる一過性の心拍数上昇が何らかの原因で消失することを利用している．

方 法

1. 妊婦の体位はセミファーラー位とする．
側臥位でモニタリングを行う場合も，仰臥位で児心音を確認してすべてセットしてから側臥位に変換するとよい．

2. レオポルド触診法にて胎位胎向を確認する．

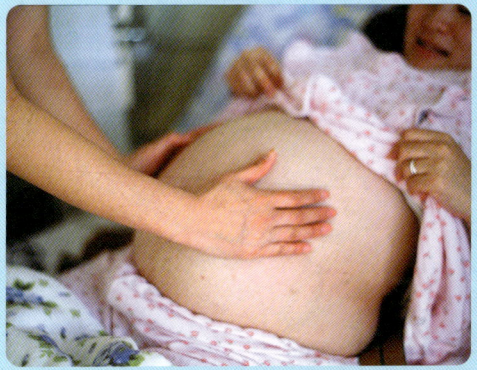

3. モニターのスイッチを「ON」にする．

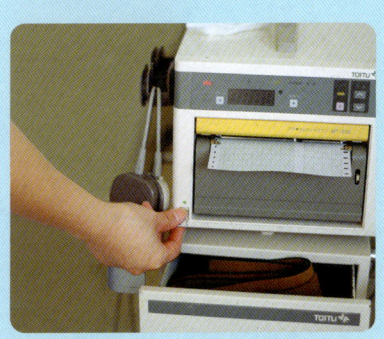

4. ベルトを2本揃えて腰部に入れる．

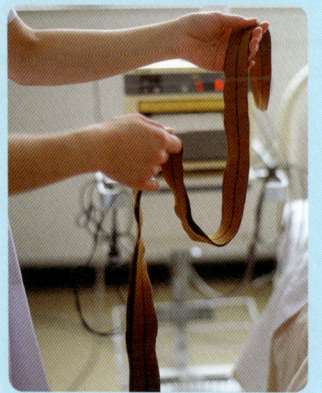
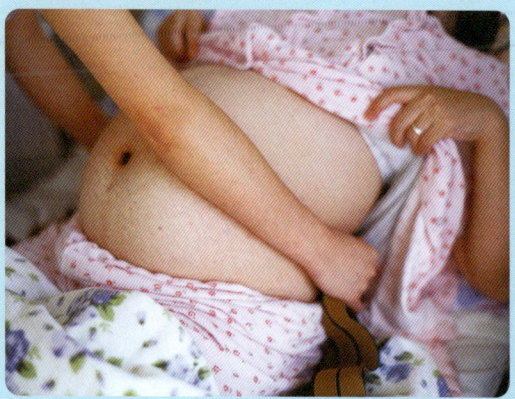

5. ドップラー・トランスデューサーにゼリーをつける．
トランスデューサーの中央に約3gゼリー（母指頭大）をつける．

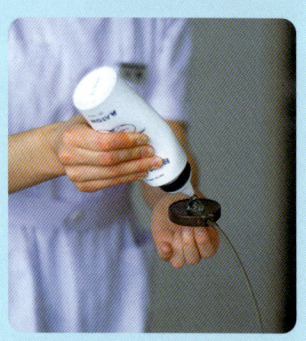

6. ドップラー・トランスデューサーをつける．
トランスデューサー全面にゼリーがつくように動かしながら，最も鮮明に児心音が聴取できる部位に固定する．
トランスデューサーの後面突起をベルトの穴に通して固定する．

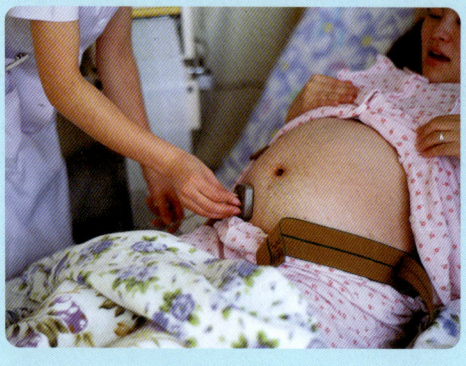
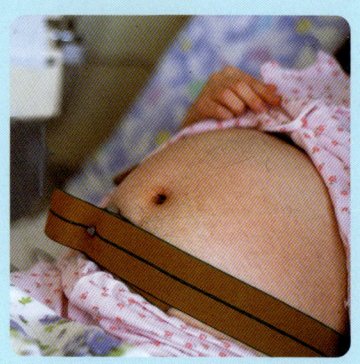

one point
① 胎児心音が最も鮮明に聴取できる部位は，胎児の児背側肩甲骨中央あたりなので，児頭と児背の移行部を目安にするとよい．

1．妊婦健康診査の準備と介助

② 胎児心音が鮮明に聴取される場合は，ドップラー音が「ボンボンボン」，または「トントントン」のように高く聞こえる．
③ ベルトの固定は短い方を先に止めて，長い方で緩まないように調節するとよい．
④ 児背が母体の腹壁側，すなわち前面にある場合（第1分類の位置）は，胎児心音が鮮明に聴取されやすいが，母体の脊柱側，すなわち後面にあるような場合（第2分類の位置）はきれいな胎児心拍数図を得難いことがある．そのような場合には，トランスデューサーの位置を変えてみるとよい．
⑤ 胎児心拍数図の胎児心拍は，bpm（beat per minute）で表す．

7. 陣痛計（トコ・トランスデューサー）をつける．

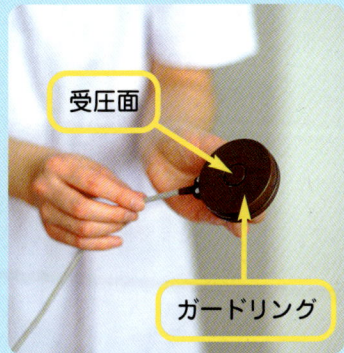

子宮底部の平らな部位に陣痛計の全面が当たるようにつけて固定する．

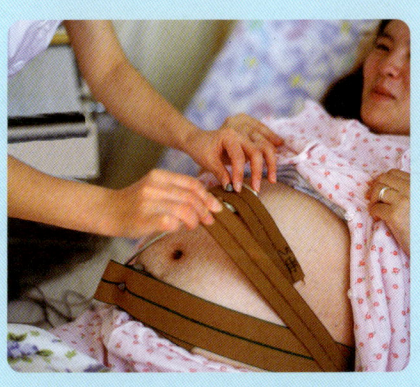
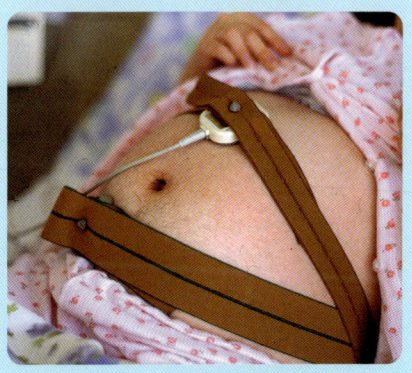

one point
① 陣痛計にはドップラー用ゼリーをつけない．陣痛計は中央の受圧面で子宮収縮を感知するので，ガードリングとの間のわずかな隙間にゼリーが入ると故障の原因になる．
② 陣痛計の固定は，陣痛曲線の呼吸性変動を考慮して記録紙10〜20mmHg程度を基線（base line）とするとよい．

■ ドップラー・トランスデューサー装着部位 ■

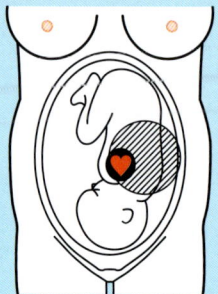 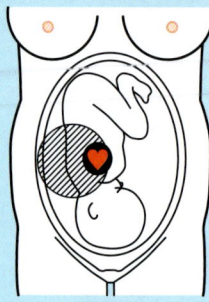

　　第1頭位　　　　　　第2頭位

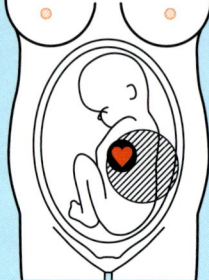 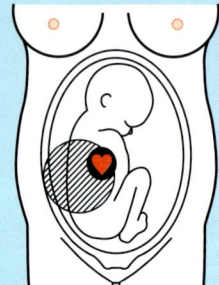

　　第1骨盤位　　　　　　第2骨盤位
＊斜線部分に装着するとよい．

■ 陣痛計装着部位 ■

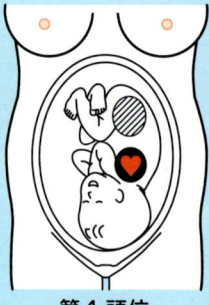 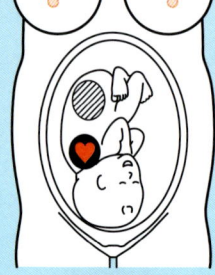

　　第1頭位　　　　　　第2頭位
＊頭位では児背殿部寄りに装着するとよい．

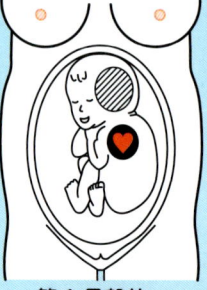 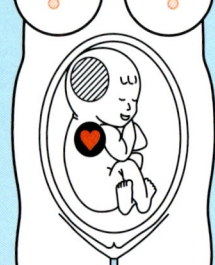

　　第1骨盤位　　　　　　第2骨盤位
＊骨盤位では児頭の上に装着するとよい．

（橋本武次：分娩監視の実際, pp.2-4, 医学書院, 1996. 改変）

1. 妊婦健康診査の準備と介助

8. 掛け物をかけ，モニターの「レコーダ（記録）」を「ON」にする．
記録紙の紙送りスピードは1cm/min，3cm/minの2種類あり，3cm/minが一般的である．

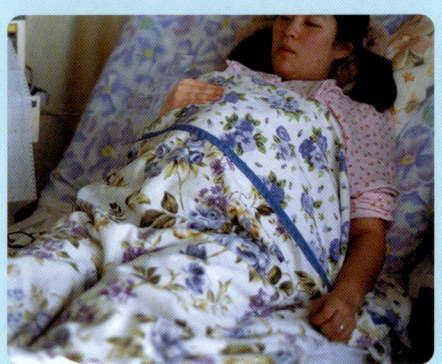
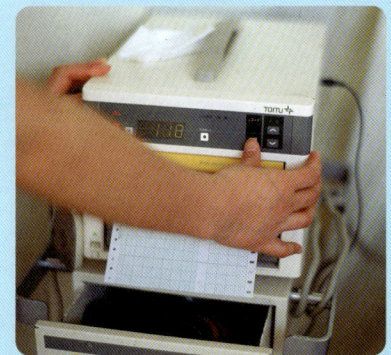

9. 自覚胎動を記録するために，胎動マーカーを妊婦に持たせる．
胎動マーカーを渡す時に，胎動を感じたらボタンを押すように説明する．

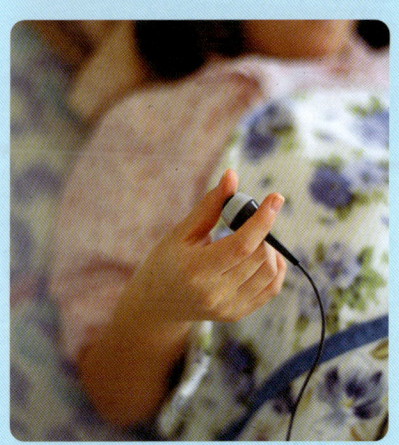

10. 30〜40分モニタリングし，評価ができる記録であることを確認して終了する．
終了後は，トランスデューサーをはずして，腹部のゼリーを清拭する．

one point
① ローリスク妊婦でreactive所見を確認できれば，15〜20分で終了してもよい．
② 異常な所見が認められる場合は，モニタリングを中止せずに継続する．また，医師に報告する．
③ 20分経過してもnon reactiveの場合，触診で胎児を刺激するか，音振動刺激器を用いて胎児を刺激するVAS test（vibro acoustic stimulation test）を行って確認する．

11. 使用後のモニターは，ドップラー・トランスデューサーのゼリーを拭き取り，カバーをかける．陣痛計もカバーをかけて後始末をする．

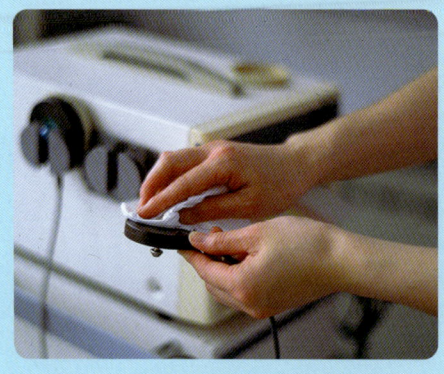 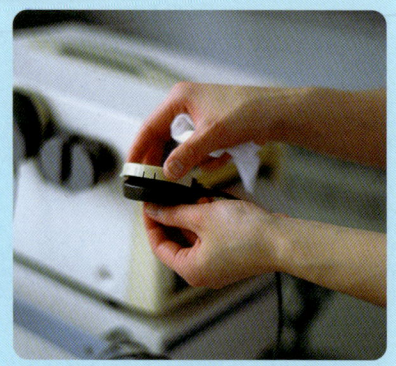

other point
① 記録紙を切る場合，無理に記録紙を引くとペンが割れたり折れたりするので，ストッパーを解除して記録紙をミシン目で切る．

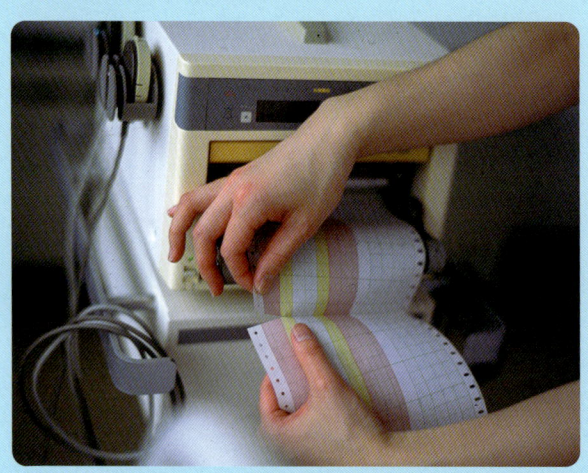

② 妊娠 28 週以前の胎児は中枢神経機能が未成熟なため，NST 所見の評価が困難である．
③ 妊娠 37 週以後は 90％ reactive 所見を示す．

12. 胎児心拍数の用語
   A．胎児心拍数基線　　　　FHR baseline
     1）頻脈　　　　　　　　tachycardia：＞160bpm
     2）正常脈　　　　　　　normocardia：110～160bpm
     3）徐脈　　　　　　　　bradycardia：＜110bpm
     4）高度徐脈　　　　　　severe bradycardia：＜80bpm

B. 胎児心拍数基線変動　　FHR baseline variability
　1）消失　　　　　　　　undetectable：肉眼的に認めない
　2）減少　　　　　　　　minimal：≦5bpm
　3）中等度　　　　　　　moderate：6〜25bpm
　4）増加　　　　　　　　marked：≧6bpm
C. 胎児心拍数一過性変動　periodic or episodic change of FHR
　1）一過性頻脈　　　　　acceleration
　2）一過性徐脈　　　　　deceleration
　　（ⅰ）早発一過性徐脈　early deceleration
　　（ⅱ）遅発一過性徐脈　late deceleration
　　（ⅲ）変動一過性徐脈　variable deceleration
　　（ⅳ）遷延一過性徐脈　prolonged deceleration

MEMO

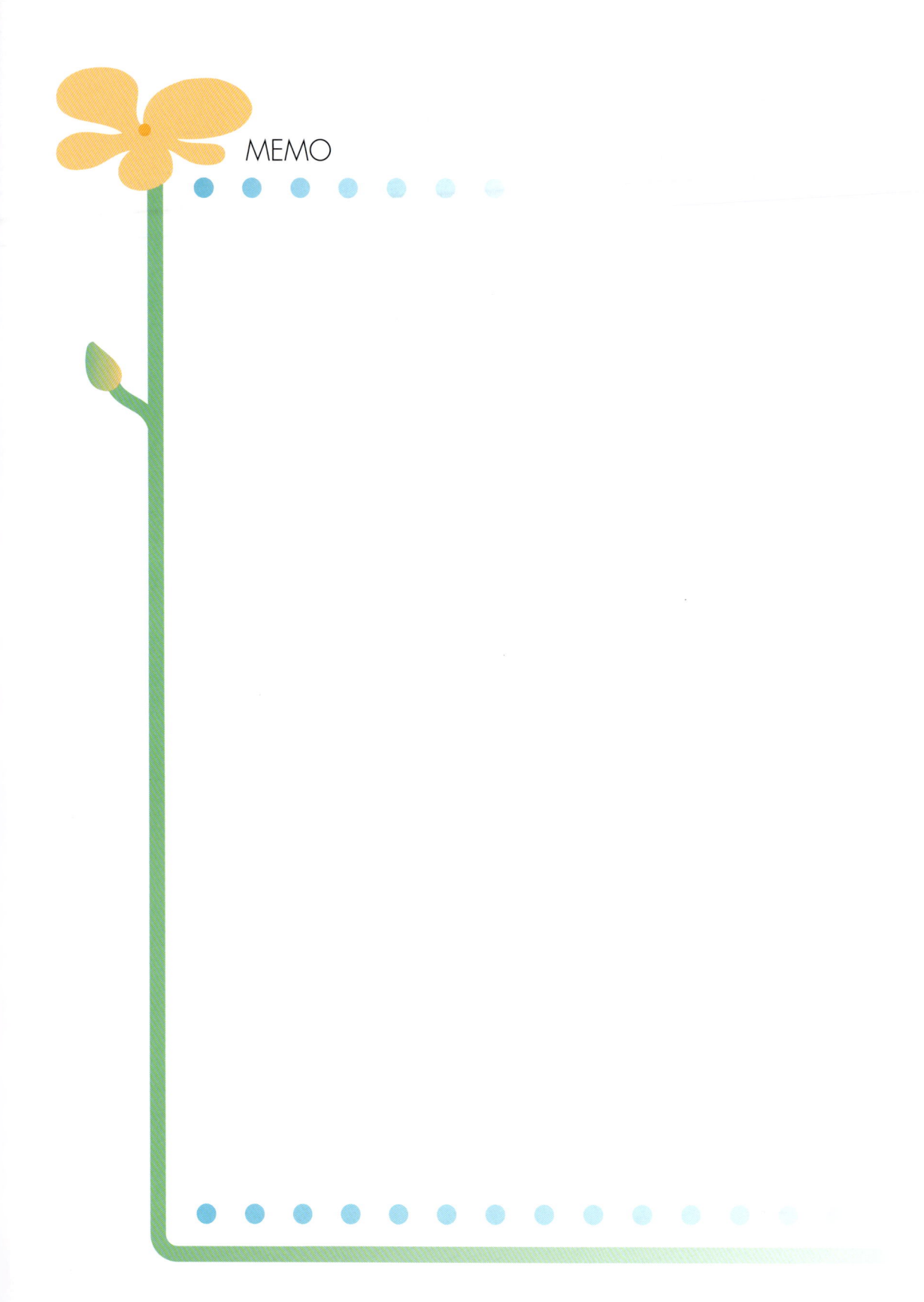

2. 妊婦体操

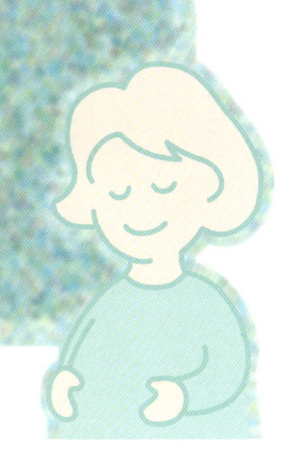

目　的

1. 体重増加による足の変形を予防し，足が機能的に適応できるようにする．
2. 腹部の変化に適応できるように，呼吸器を訓練し，弛緩に役立たせ，かつ，生理的な酸素要求を満たすことができるようにする．
3. 姿勢に関与する筋肉を胎児の体重増加に応じて調節できるようにする．また，姿勢反射を再教育する．
4. 次の筋肉の調節（収縮および弛緩）をできるようにする．
   1) 腹壁筋，骨盤底の筋肉群
   2) 股関節の内転筋
5. 完全に弛緩と収縮の調節ができるようにする．

留意事項

1. 異常妊娠分娩（流産・早産・妊娠高血圧症など）の既往がある妊婦は，医師の診察のもとに十分注意して行う．
2. 定期健康診査によって異常がないことを確認しながらプログラムを進める．
3. 妊婦個人個人にプログラムを構成することが望ましい（4〜6種目ぐらい）．
4. 正しい姿勢の指導は妊娠12週頃から開始する．
5. 開始時期はできるだけ早期に始めるように勧めるとよい．遅くとも妊娠21〜25週に始めることが望ましい．
6. 軽い運動から始める．1つの動作を2〜3回から始め，慣れてきたら徐々に5〜6回に回数を増やして全プログラムを行う．しかし，苦痛を伴うようなら，無理をしないようにあらかじめ説明する．
7. 体操のためにまとまった時間をとれないような場合には，体操のいくつかの内容を日常生活に取り入れて行うとよい．

方法

I 正しい姿勢の指導

良い姿勢とは，その姿勢をとっていてエネルギーの消費が少ないことである．
基本的に正しい姿勢は，重心線が耳朶（耳たぶ），肩を通って，股関節上あるいは股関節の軸より少し後ろ・膝関節の軸・外踝(くるぶし)の前を通る．骨盤の床面に対する傾斜角度が30度内外である．

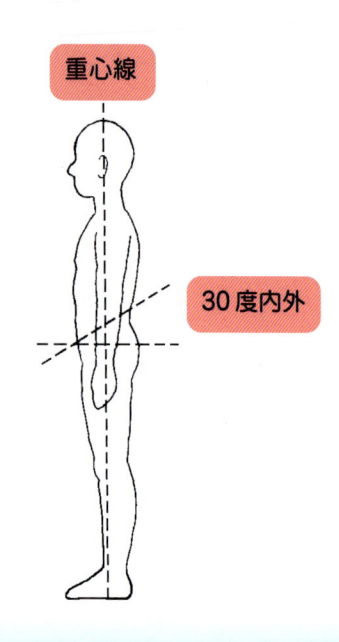

重心線

30度内外

1. 立位

正しい直立姿勢は，頤部（あご）を引き、頭が真っ直ぐ伸びる．
重心線は耳朶，肩，股関節上あるいは股関節の軸より少し後ろ，膝関節の軸，外踝の前を通る．

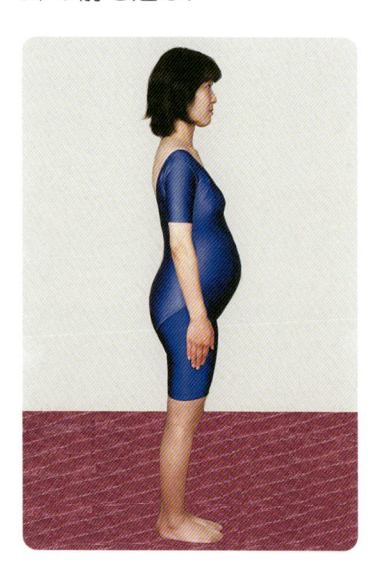

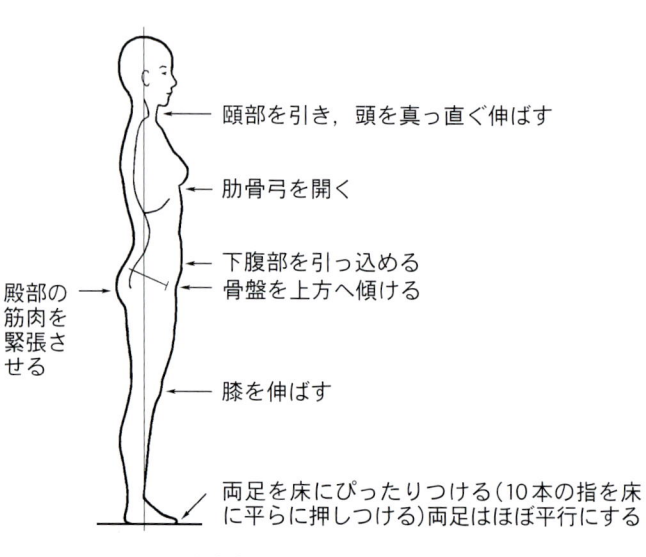

- 頤部を引き，頭を真っ直ぐ伸ばす
- 肋骨弓を開く
- 下腹部を引っ込める
- 骨盤を上方へ傾ける
- 殿部の筋肉を緊張させる
- 膝を伸ばす
- 両足を床にぴったりつける(10本の指を床に平らに押しつける)両足はほぼ平行にする

（松本清一監訳，M. Ebner：産科理学療法，1969．改変）

2．妊婦体操

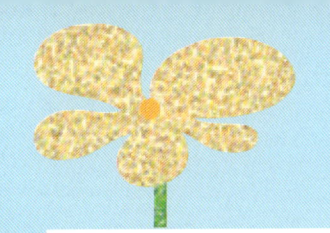

one point
① 脊柱は頸椎前湾，胸椎後湾，腰椎前湾の3つの湾曲があり，生理的にS字型の湾曲によってバランスをとっている．
② 正しい直立姿勢を保つことは，正しい座位姿勢を保つことができるようになる．また，腰痛の予防に役立つ．

悪い直立姿勢は，前傾姿勢，または反張姿勢のため，重心線がずれる．

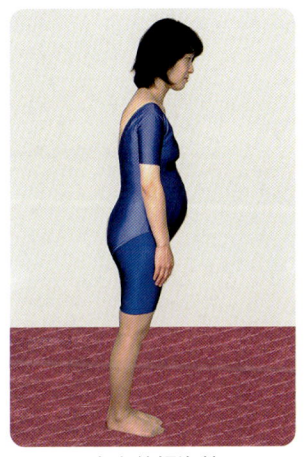

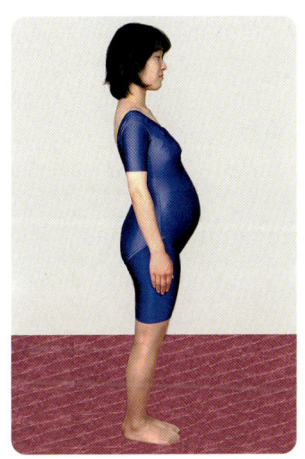

直立前傾姿勢　　　　　直立反張姿勢

2. 座位

正しい座位は直立姿勢のまま腰掛ける．したがって，頤部は引き，頭が真っ直ぐ伸びる．上半身の重心線は耳朶，肩，股関節上を通る．

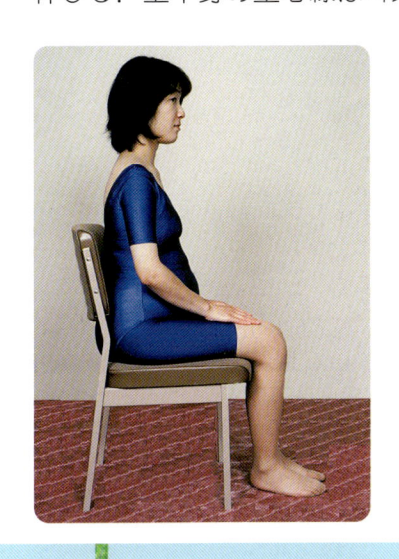

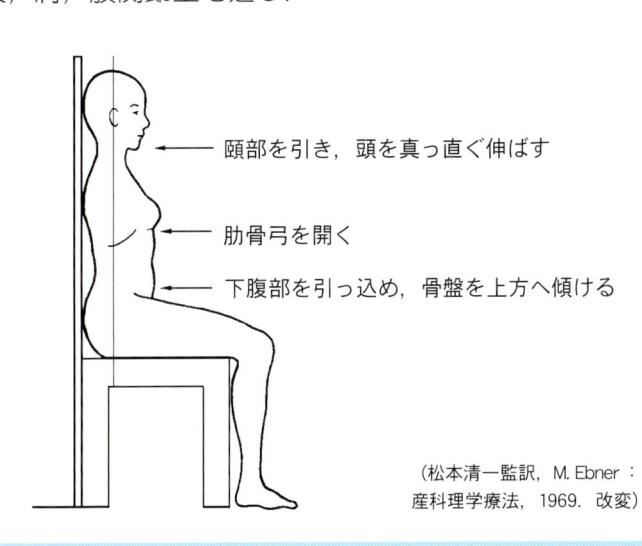

- 頤部を引き，頭を真っ直ぐ伸ばす
- 肋骨弓を開く
- 下腹部を引っ込め，骨盤を上方へ傾ける

（松本清一監訳，M. Ebner：産科理学療法，1969．改変）

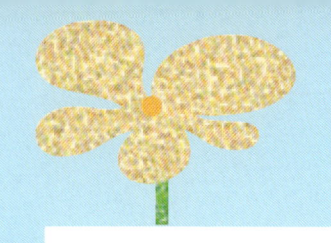

悪い座位は，頤部が前に突き出て，上半身の重心線はゆがみ，肋骨弓が狭くなる．

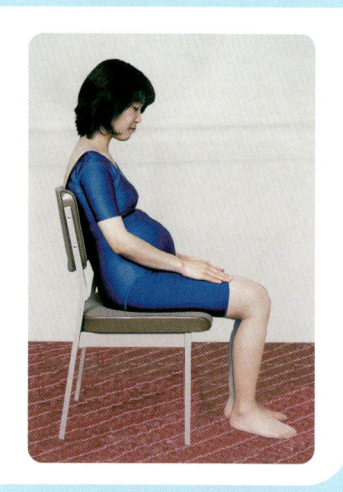

one point
① 悪い座位姿勢は腰痛を起こす．
② 椅子の背もたれはあってもなくてもよい．腰椎が軽く屈曲する座位姿勢をとれるような椅子がよい．
③ 椅子の高さは，足底が床につき，大腿部は水平かやや股関節が屈曲する程度がよい．

3. 妊婦の姿勢の特徴

①正しい姿勢は，腹筋が上方へ傾いた骨盤の中に胎児を保持する．前部および後部の筋肉のバランスがとれている．

②悪い姿勢は，骨盤が胎児とともに下へ傾き，腹壁がハンモックのように使われるので伸展する．体重が腰部の筋肉にかかり，力が入るので腰痛の原因となる．

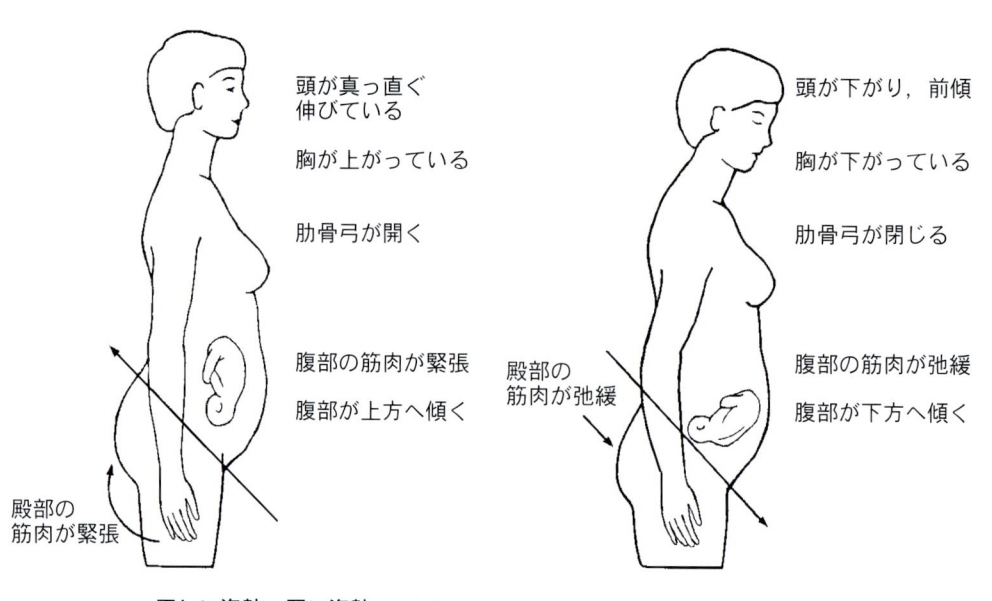

正しい姿勢：
頭が真っ直ぐ伸びている
胸が上がっている
肋骨弓が開く
腹部の筋肉が緊張
腹部が上方へ傾く
殿部の筋肉が緊張

悪い姿勢：
頭が下がり，前傾
胸が下がっている
肋骨弓が閉じる
殿部の筋肉が弛緩
腹部の筋肉が弛緩
腹部が下方へ傾く

正しい姿勢・悪い姿勢 (松本清一監訳，M. Ebner：産科理学療法，1969．改変)

2．妊婦体操

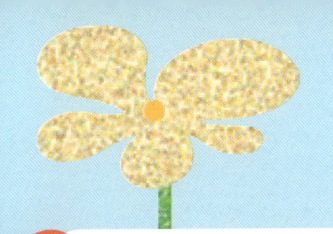

4. **妊娠による姿勢の変化**

妊婦は，胸椎後湾が減少し，腰椎部は殿部の上で前湾が増強して反り腰（スウェーバック）となる．

妊婦は反り腰が原因で，腰痛が起こることがある．

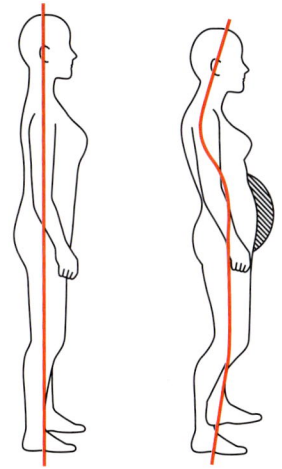

正常　　反り腰（スウェイバック）
立位時の正しい姿勢・悪い姿勢
（荻田幸雄：新女性医学大系 32 産褥, p.39, 2001. 改変）

5. **歩行時の正しい姿勢と悪い姿勢**

正しい姿勢は，頤部を引き，頭が真っ直ぐ伸び，上半身の重心線は耳朶，肩，股関節上を通る．

悪い姿勢は，頤部が突き出て，頭は前傾し，重心線はゆがむ．

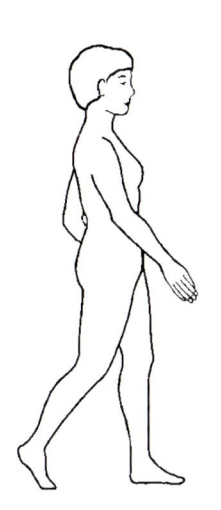

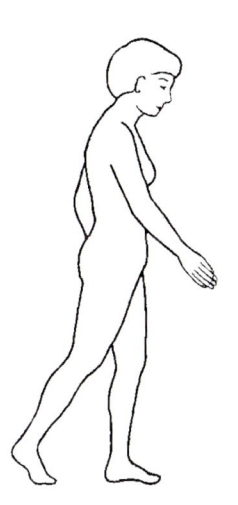

歩行時の正しい姿勢・悪い姿勢（青木康子：看護 Mook No.31 出産と看護, pp.108-116, 1989. 改変）

one point

正しい直立姿勢の訓練によって，頭が真っ直ぐ伸び，歩行時の上半身の重心は耳朶，肩，股関節上を通るようになる．

Ⅱ 妊婦体操

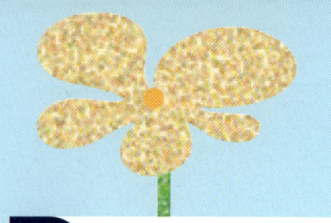

1. 胡座（あぐら）

股関節の内転筋，骨盤底筋群の弛緩効果が
あり，床に楽に膝がつけるようになる．
上半身を真っ直ぐ伸ばし，
床に胡座をかいて坐る．
両手は軽く膝に置く．

one point
① 胡座の姿勢は股関節の内転筋を弛緩させる効果がある．
② 集団で妊婦体操を指導する場合は，開始するまでの待ち時間を胡座の姿勢で過ごさせるとよい．
③ 日常生活の中で，毎日胡座の姿勢で過ごす時間をとるように指導するとよい．

息を吸って吐きながら，両手で膝を押して股関節を外転させ，骨盤底筋群を弛緩させる．両手を交差して膝を押してもよい．
リラックスして元に戻す．

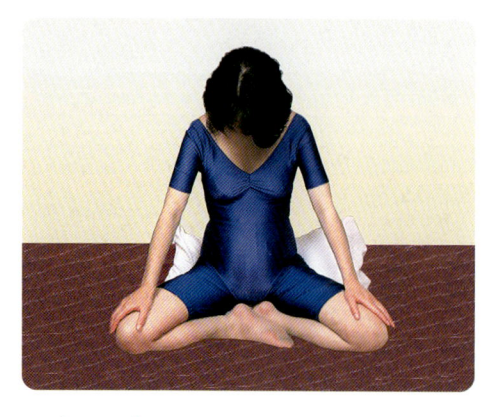

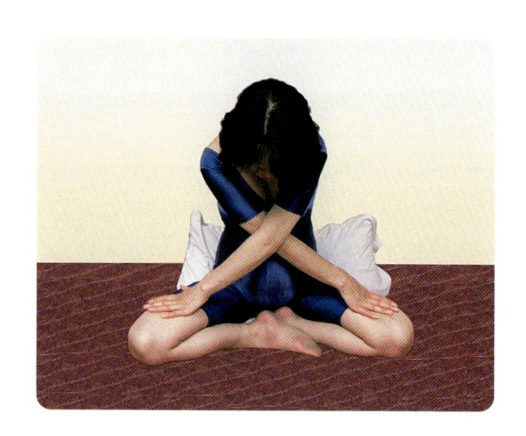

other point
骨盤底筋群の弛緩運動として，しゃがむ姿勢も効果がある．

2．妊婦体操

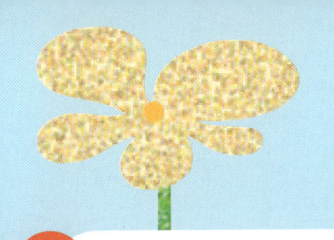

2. 足首の運動（曲げ伸ばし運動）

正しい姿勢で椅子に腰掛け，爪先を伸ばして足首の屈曲・伸展を行う．

1）爪先を伸ばして，足首を足背に曲げる．

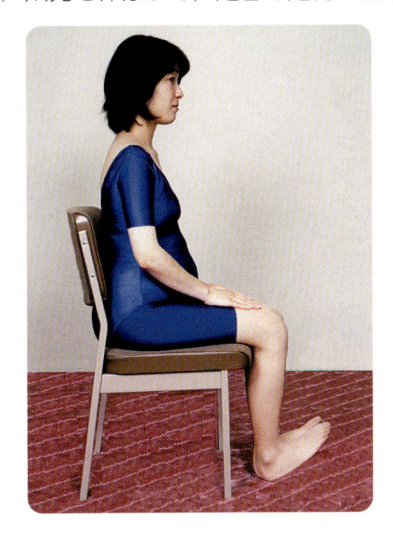

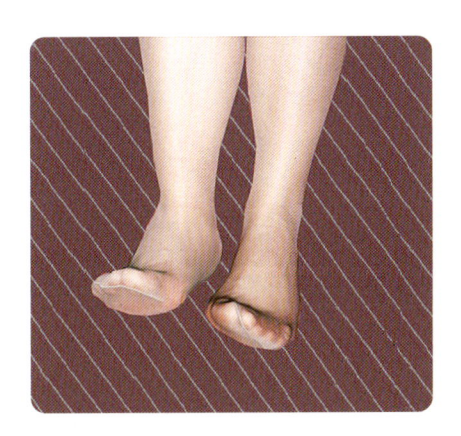

2）爪先を伸ばして，足首を足底に伸ばす．

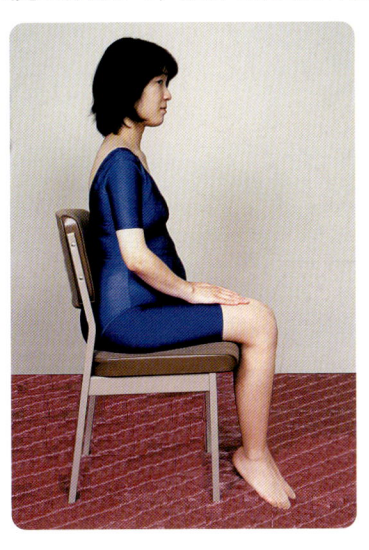

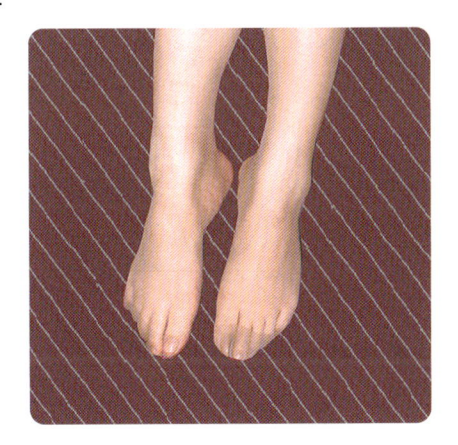

one point
① 体位は，仰臥位で行ってもよい．
② 妊婦健診などの待ち時間に，椅子に腰掛けているときに行ってもよい．
③ 足首の曲げ伸ばし運動は腓骨筋を訓練するだけでなく，下肢からの静脈還流を促進する．

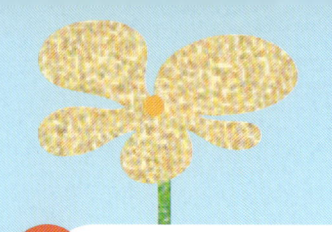

3. 基本的な呼吸運動

基本的な呼吸運動は，他の体操の間に挿入して，1～2回行う．

1) 腹式呼吸
立脚仰臥位で，口を閉じ，吸気につれて腹部が上がり，呼気につれて腹部が下がるように静かに呼吸する．

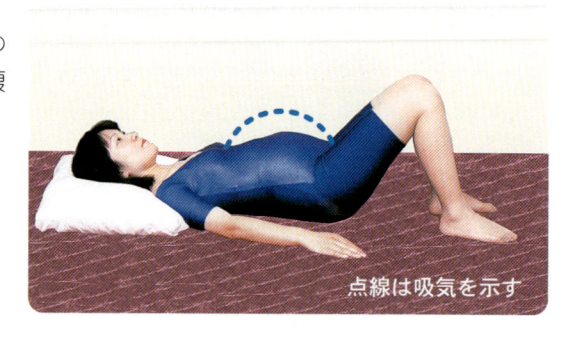

点線は吸気を示す

one point
① 腹式呼吸は横隔膜の筋肉の収縮・弛緩によって胸部の上下径を拡大させる．
② 吸気に腹筋を弛緩させ，呼気に腹筋を収縮させる．
③ 腹部を膨らますようにしながら鼻からゆっくり息を吸い込み，ろうそくの火を消すように口から息を吐き出す．
④ 空気の流れを鼻で感じるように吸い込むことを勧めるとよい．

2) 胸式呼吸
立脚仰臥位で，口を開き胸部を上下しながら呼吸する．

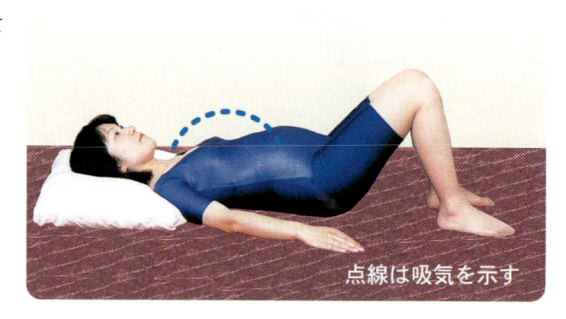

点線は吸気を示す

one point
① 胸式呼吸は胸部の前後，左右径を拡大・縮小させる．
② 休息しているときに座位で行うこともできる．
③ 妊婦のほとんどが胸式呼吸であるが，早めの呼吸や，ゆっくり深い胸式呼吸をすることは身についていないのでコントロールできるように練習する．
④ 妊娠末期には，呼吸数をだんだん減らして深く吸い込んで止め，1回の深呼吸が20秒に達するように練習する．

2．妊婦体操

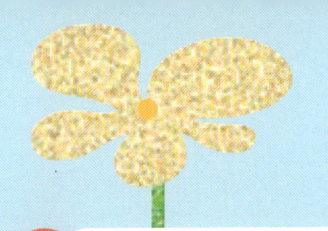

4. 立脚仰臥位骨盤傾斜運動

1) 殿筋を収縮させると同時に下腹部の筋肉を収縮させて，背部を床に押しつける（脊柱起立筋は伸展し，骨盤が前上方に傾斜する）．

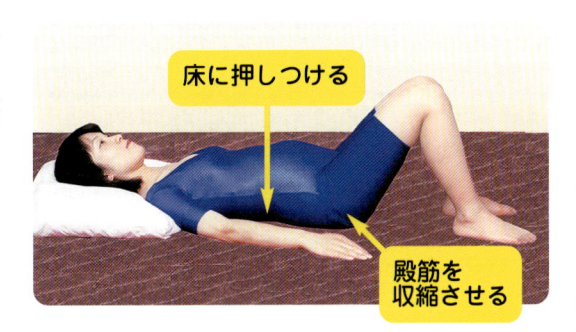

床に押しつける
殿筋を収縮させる

2) つぎに，殿筋および下腹部の筋肉を弛緩させ，背部伸展筋および股関節伸展筋を収縮させて，腰の下にアーチを作る．

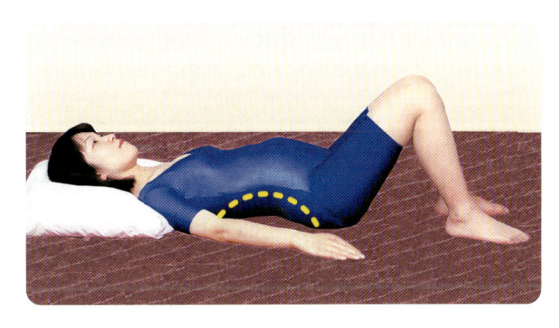

one point
一手を下腹部前面に置き，他手を背中の下部に置く．背部を床に押しつける運動では，下に置いた手に背部が圧迫しているのを感じ，筋肉の弛緩によってその圧迫感がなくなる．

5. 四つん這い骨盤傾斜運動

1) 基本姿勢
基本姿勢は，肩の下に手，腰の下に膝がくるように両手両膝を床についた姿勢（四つん這い）になる．

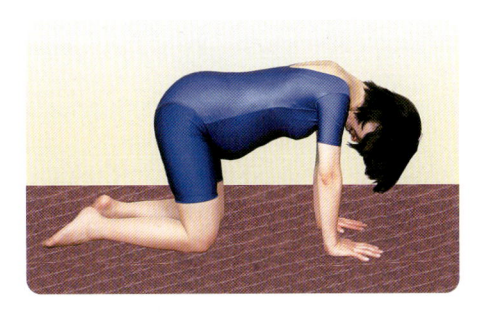

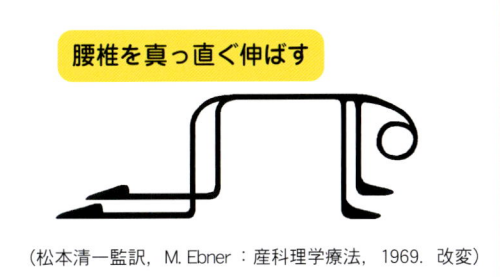

腰椎を真っ直ぐ伸ばす

（松本清一監訳，M. Ebner：産科理学療法，1969．改変）

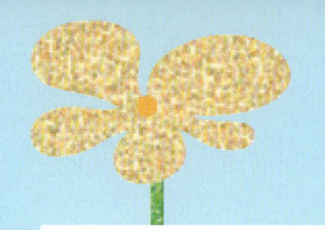

2) 殿部と下腹部の筋肉を収縮させて骨盤を傾ける．このとき，背部は猫背の形になる．
つぎに，両筋群を弛緩させて背部を真っ直ぐにする．

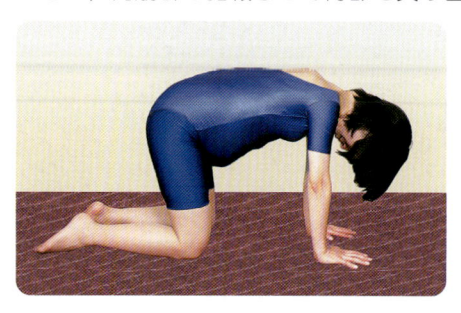

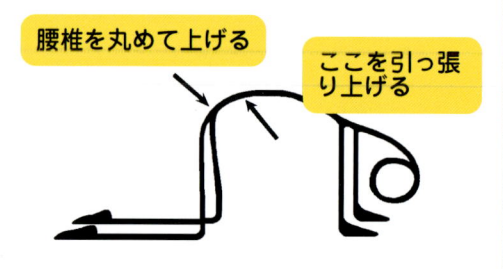

腰椎を丸めて上げる

ここを引っ張り上げる

（松本清一監訳，M. Ebner：産科理学療法，1969．改変）

3) 脊柱だけを腰椎→胸椎→頸椎と順番に動かす．

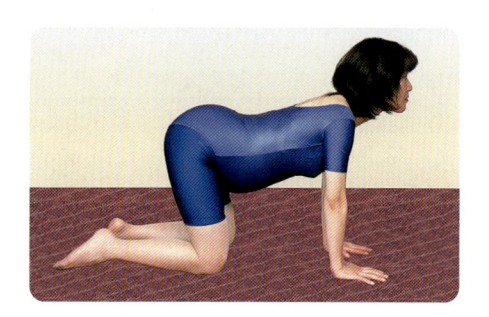

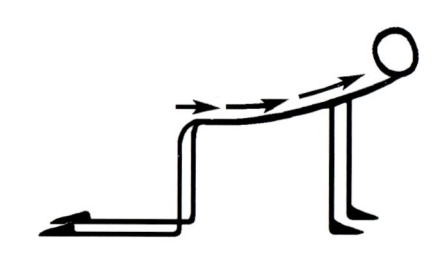

基本姿勢で息を吸い，息を吐きながら背中を丸める．つぎに，息を吸いながら背中を水平に基本姿勢に戻す．

one point
① 脊柱起立筋の血行をよくする．
② 脊柱を動かすときに，身体が前後に動いたり，殿部を引いてしまったり，肩が手より前に出てしまったりすると，脊柱の動きが少なくなるので注意する．
③ 脊柱を動かす運動は，腰背痛にも効果がある．

2．妊婦体操

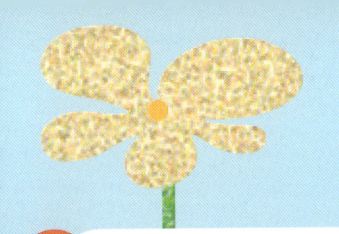

6．立位での骨盤傾斜運動

両手を組んで手掌を外側に向けて腕を水平に伸ばし，肩幅くらいに足を開いて立つ．
背部が猫背の形になるように上体を腰椎→胸椎→頸椎と順番に動かす．このとき，膜を曲げてバランスをとる．
つぎに，両筋群を弛緩させて上体を真っ直ぐに戻しながら膝を伸ばす．

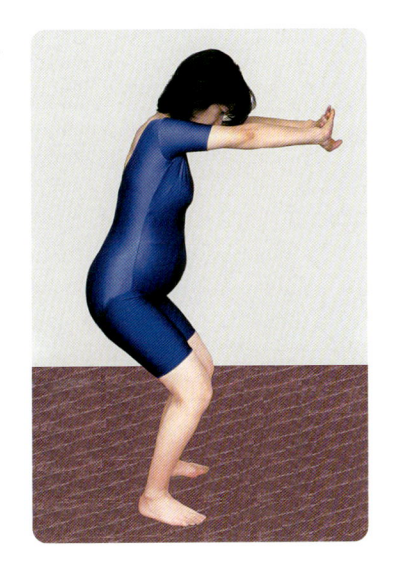

one point
　足の開きは肩幅を目安とするが，妊婦本人が最も安定する幅で行うとよい．

7．骨盤の側傾運動（尻尾ふり運動）

側腹部筋を前面に引き込むようにして骨盤を肩甲部に近づける．背部と骨盤を水平に戻し，さらに反対側に回旋させる．
頭部を肩と一緒に回す．

　1）右側回旋
　　右斜め後方を見るように，右肩と一緒に頭部を回す．

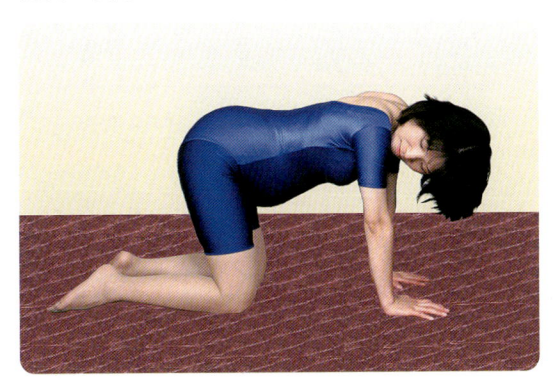

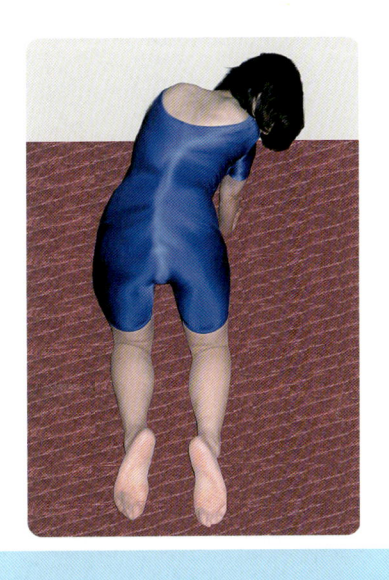

水平に戻す．

2）左側回旋
左斜め後方を見るように，左肩と一緒に頭部を回す．

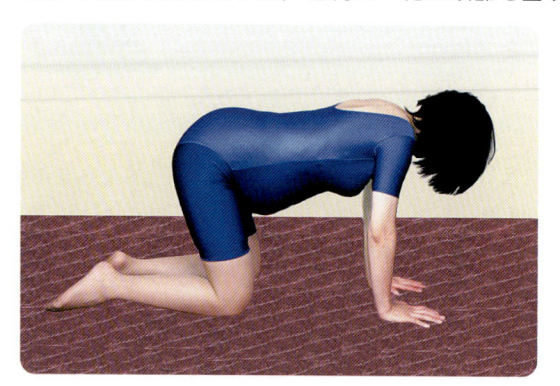

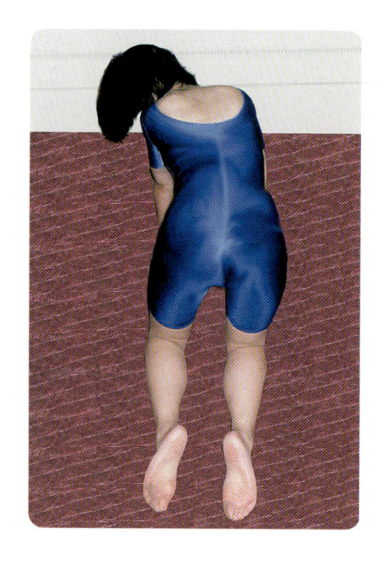

水平に戻す．

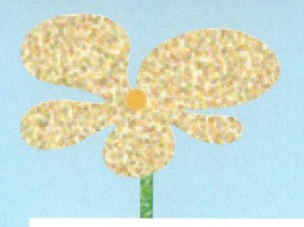

one point
① 側腹部筋の強化に有効である．
② 骨盤の側傾運動は，腹部を引っ込め，上肢と大腿は床面に垂直に保つ．
③ 腹直筋を収縮させることも指導するとよい．

8. 骨盤の回転運動

1 一側回転運動（膝倒し運動）

仰臥位で一側の下肢を伸ばし，もう一方の下肢は膝を立てる．両上肢は伸ばして床面に置く．
下腹部を引っ込めるように緊張させ，曲げた下肢の膝が伸ばした他側の下肢を越えて床面に触れるように骨盤を回転させる．
ゆっくり中央に戻して，つぎに同側の床面に触れるように倒す．
ゆっくり戻し，反対側の下肢に替えて繰り返す．

1）右側回転
右側基本姿勢（左下肢を伸ばし，右膝を立てる）

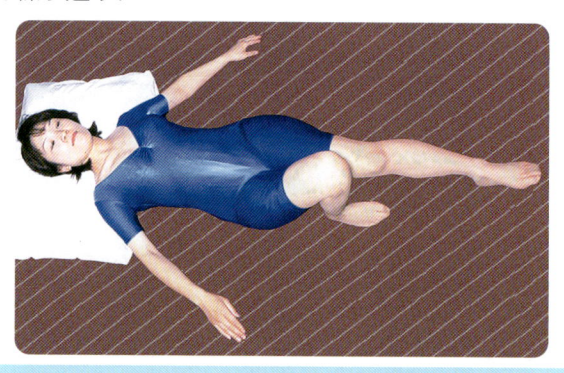

2．妊婦体操

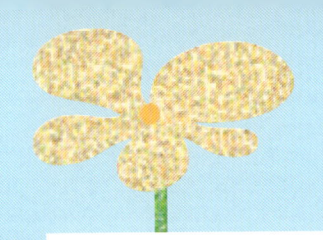

伸ばした左下肢を越えて，曲げた右下肢の膝が床につくように左側に倒す．
ゆっくり基本姿勢に戻す．

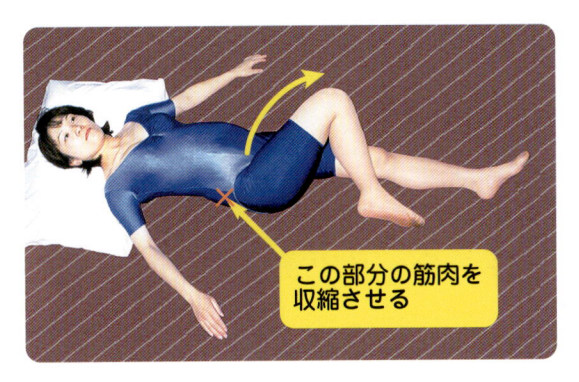

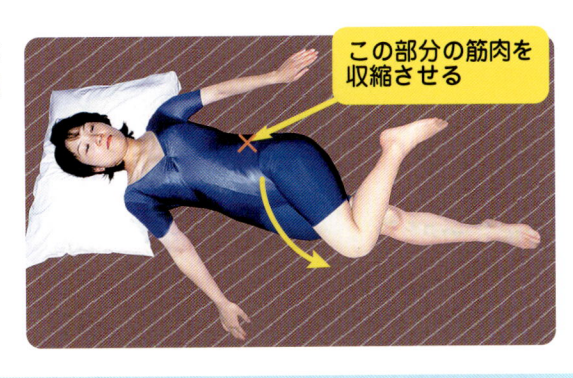

この部分の筋肉を収縮させる

つぎに，曲げた右下肢を同側外側に倒す．
ゆっくり基本姿勢に戻す．

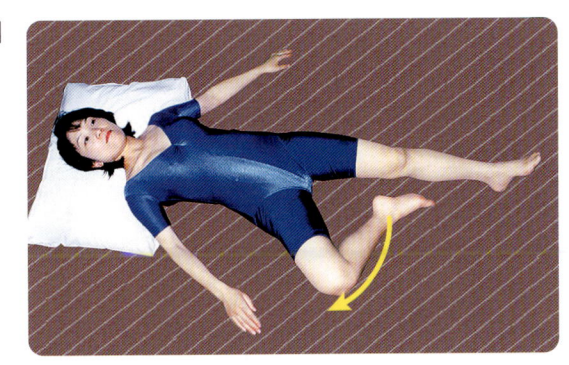

2）左側回転
　左側基本姿勢（右下肢を伸ばし，左膝を立てる）

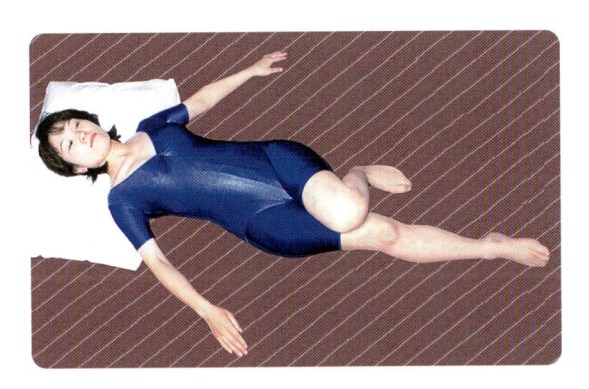

伸ばした右下肢を越えて，曲げた左下肢の膝が床につくように右側に倒す．
ゆっくり基本姿勢に戻す．

この部分の筋肉を収縮させる

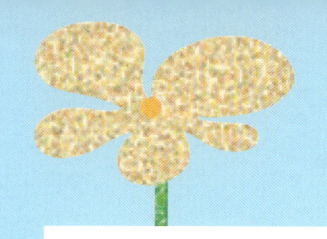

つぎに，曲げた左下肢を同側外側に倒す．
ゆっくり基本姿勢に戻す．

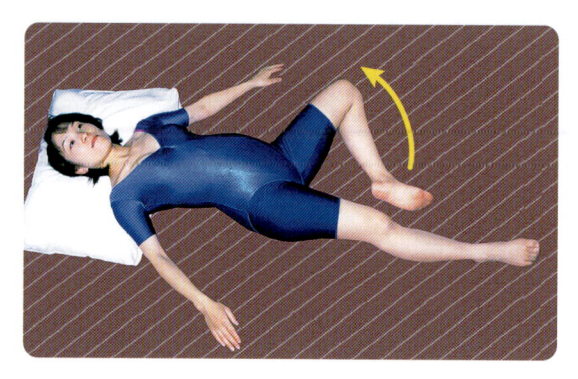

one point
① この体操は胸郭に対して骨盤を回転させる運動である．
② 腹斜筋およびハムストリング筋（大腿後面の大腿二頭筋，半腱様筋，半膜様筋の3つの筋をいう）の強化効果がある．
③ ハムストリング筋は大殿筋に比べると小さく弱いが，直立歩行に重要な筋である．
④ 無理をせず，練習を重ねるにしたがって床面に膝がつくようにする．

② 両側回転運動（腰部の回転）

立脚仰臥位にて，両膝をぴったりつけたまま両下肢を同時に左右に倒す．

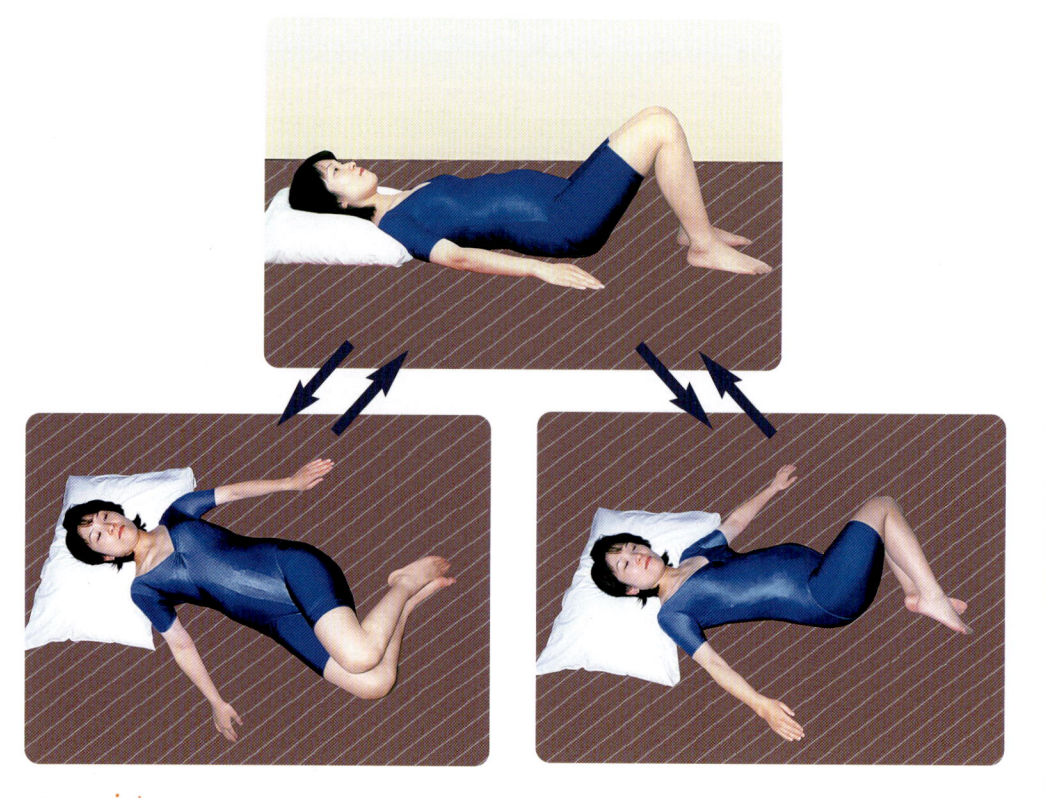

one point
この運動は，産褥期に応用できる．

2．妊婦体操

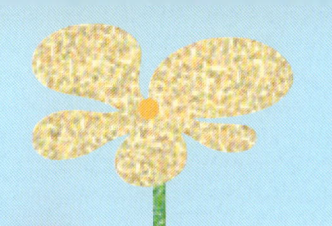

9. 下肢の運動

1 大腿四頭筋の強化運動

基本姿勢は立脚仰臥位．大腿四頭筋を強化する効果がある．
両膝をつけて膝を立てる．

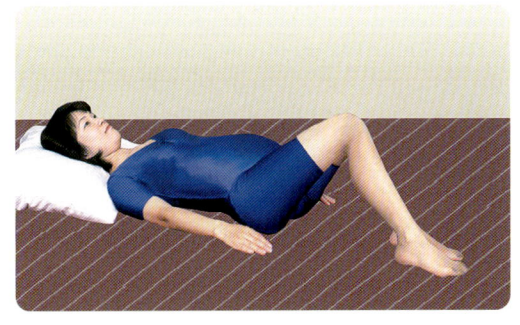

右下肢を左下腿にそって膝の高さまで上げる．

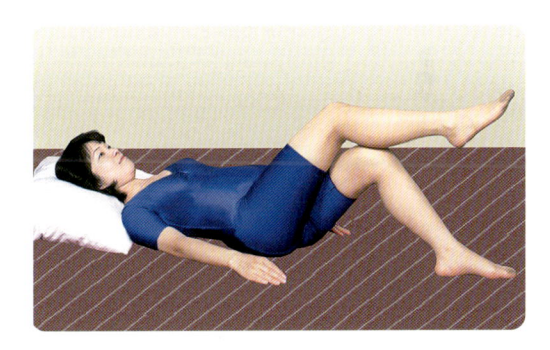

踵を突き出すように右下肢を伸ばす．

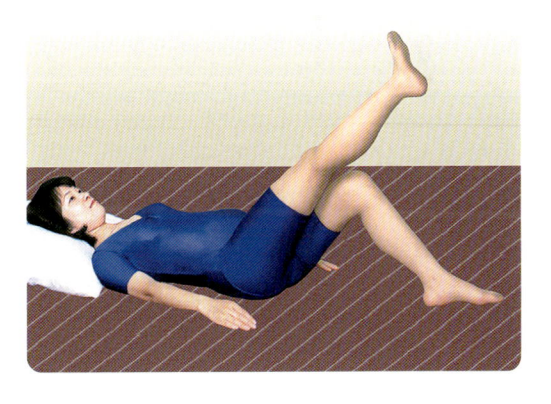

数回繰り返し，同様に反対側も行う．

one point
下肢の伸展に足首の曲げ伸ばしを加えてもよい．

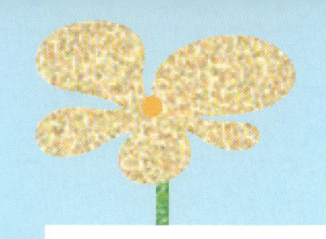

② 中殿筋の強化運動

右側臥位で，下側左膝を曲げる．
下側右上肢は肘を曲げて頭を支え，上側の左手は前面の床に置く．

上側左下肢は頭から足先まで真っ直ぐになるように伸ばす．

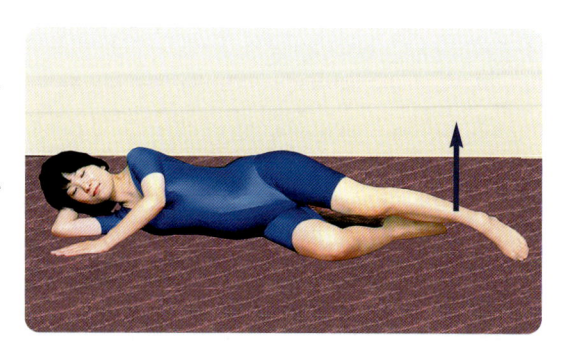

伸ばした左下肢の踵を天井に向ける気持ちで上下に上げ下ろしをする．

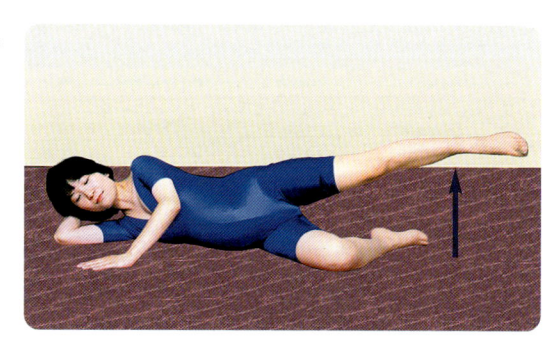

左下肢の運動が終わったら両膝を曲げてリラックスし，左側臥位に向きを替えて右下肢の上げ下ろしを行う．

one point
① 中殿筋は膝関節の外転に関与する．
② 下側上肢を伸ばして肘で頭を支えてもよい．

10. 大胸筋の強化運動

妊婦が乳房を重く感じる場合には，乳房の支持筋肉を強化する体操を指導するとよい．
分娩後の急激な乳房の増大に備えて，強化してもよい．
胡座をかいて座り，肩の高さで肘を直角に曲げて腕を組む．
それぞれの上腕二頭筋をつかみ，腕を前方に強く数秒押す．

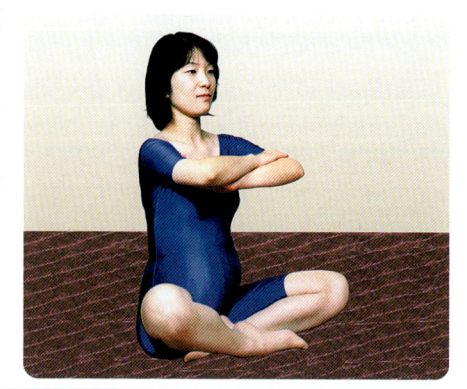

2．妊婦体操

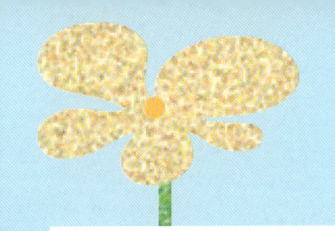

腕を組んだままで，強く押している腕の力を抜き，リラックスする．

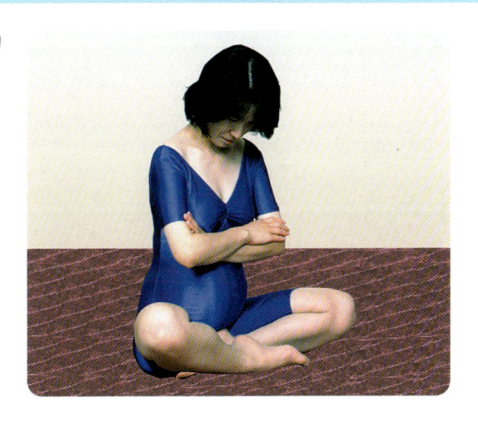

これを5～6回繰り返す．

合掌するポーズで肘を直角にして手掌を合わせ，手掌を押し合う．

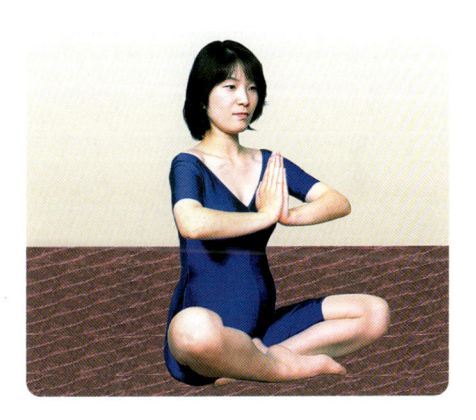

one point
　椅子に腰掛けて，座って行ってもよい．どこでも簡単に行える．

11.　分娩の準備運動
分娩時の補助動作の練習である．妊娠36週から分娩をイメージして練習するとよい．呼吸法，弛緩法，マッサージや圧迫法をコントロールできるようになることが望ましい．

　1）呼吸法
　　基本姿勢は立脚仰臥位．リラックスした状態で足を少し開く．

　　●胸式呼吸
　　胸部に軽く両手をのせ，唇は少し開き気味に閉じる．
　　深く息を吸い込み，ゆっくり吐く．
　　上胸部が吸気時に上がり，呼気時に下がる．

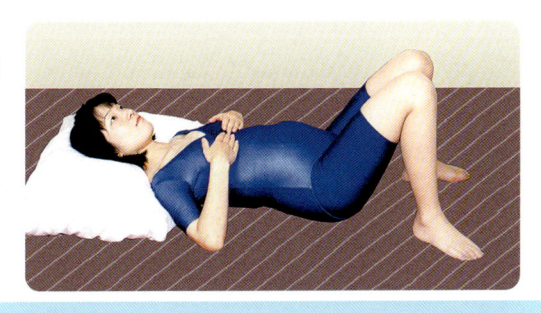

●腹式呼吸
両手を軽く腹部にのせ，静かに深く呼吸をして十分な腹式深呼吸に努める．
腹部が吸気時に上がり，呼気時に下がる．

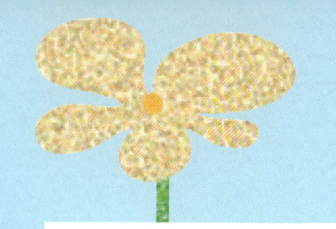

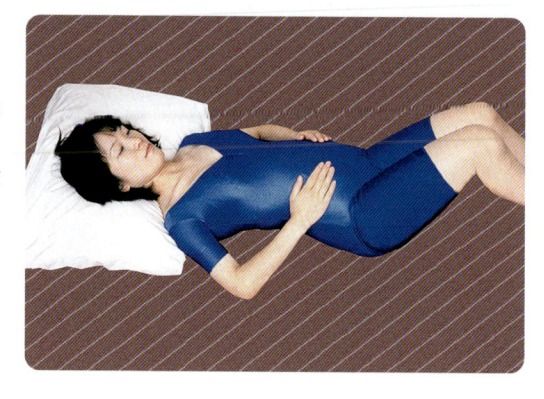

●短息呼吸
上胸部に両手を置き，軽く口を開ける．
「ハアッハアッ」とあえぐように速い呼吸をする．
この呼吸は児頭娩出後の腹圧を禁じる時に有効である．

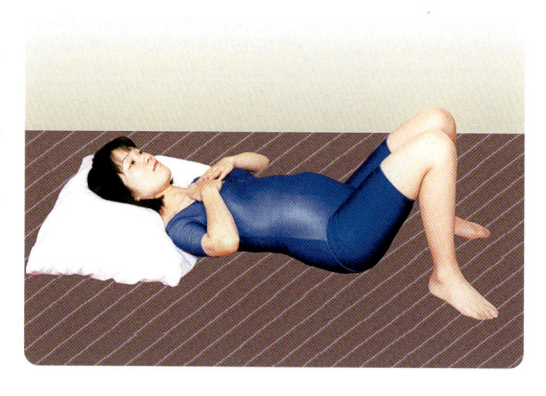

one point
① あらかじめ1分間の呼吸数を数えて，妊婦個人のリズムに合わせるとよい．
② 妊娠後半期には仰臥位低血圧症候群に注意し，側臥位で行うとよい．

2. 妊婦体操

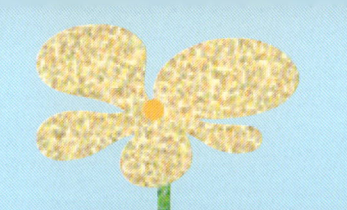

参考資料

妊婦の経時的プロポーションの変化

妊婦の体型は妊娠21週頃より姿勢の振れが認められる.

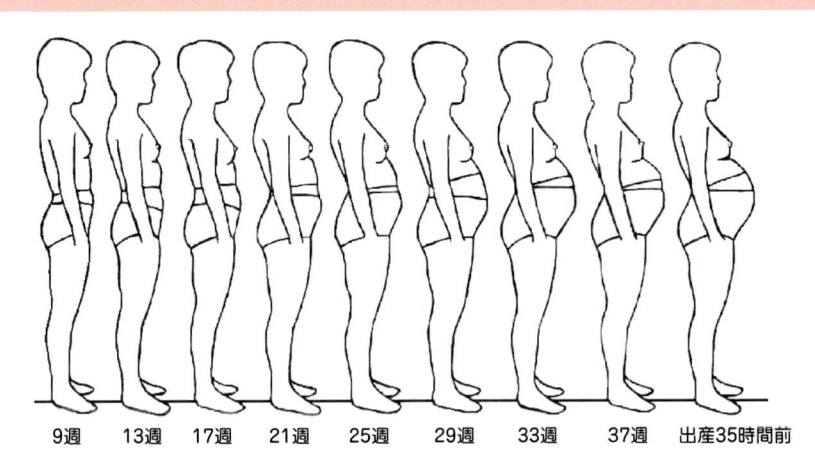

9週　13週　17週　21週　25週　29週　33週　37週　出産35時間前

(真壁治子・他：妊産婦の経時的体型の変化について．共立女子大学家政学部紀要，31：106-121, 1985)

MEMO

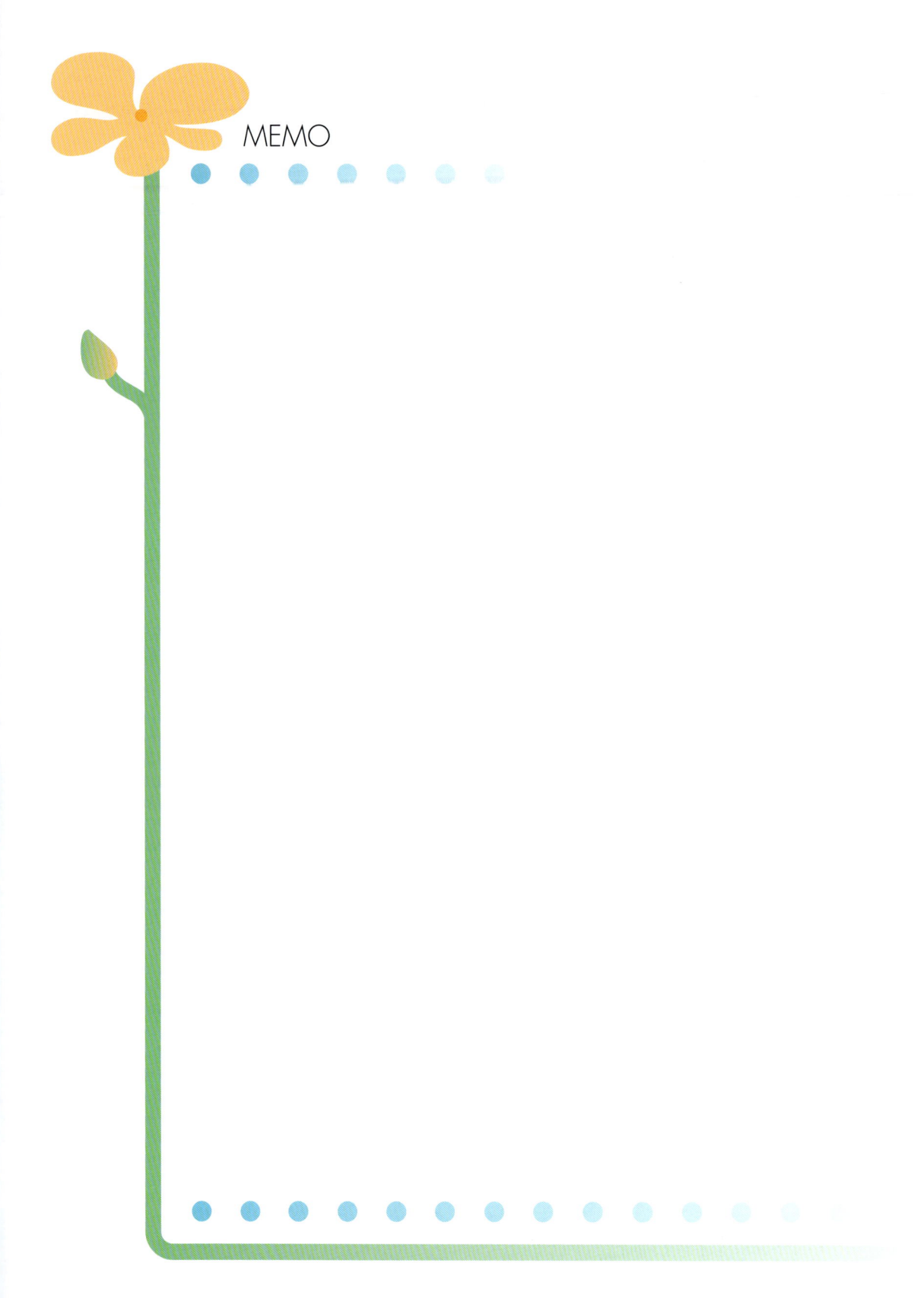

3. 骨盤位矯正位（膝胸位）

骨盤位の自己回転促進法

目的

胎児の自然（自己）回転によって，骨盤位から頭位への自然矯正を図る．

留意事項

1. 子宮収縮の有無を確認する．
2. 原則として，医師の指示により行う．
3. 妊娠32～36週ごろに行う．
4. 1日1～2回行う．
5. 食直後は避けたほうがよい．就寝前に行って，そのまま就寝するとよい．
6. あらかじめ腹帯をはずす．
7. 100％の成功率は期待できないことを，あらかじめ説明する．

指導法

1. 骨盤位であることが認められたら，胎向を確認する（児背の確認）．

2. 顔を児背側に向けて膝胸位を保つ．
   （胸を床面につけ，大腿が床面に垂直になるように膝を立てる．）

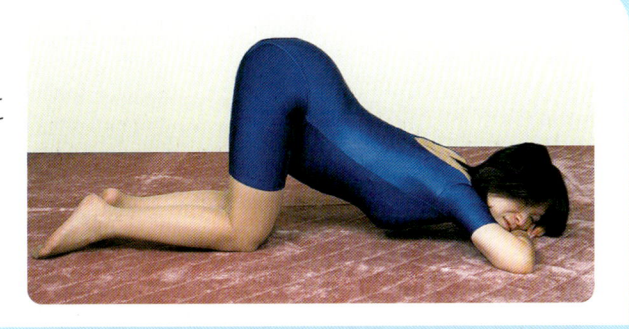

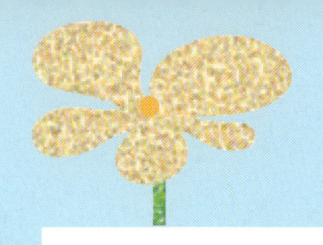

15～20分膝胸位の姿勢を保つが，苦しくなったら次の体位に変換する．

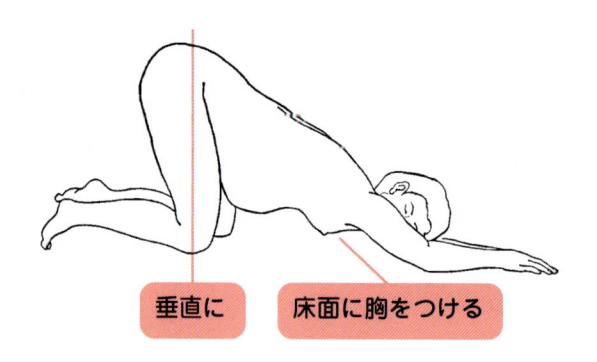

垂直に　床面に胸をつける

one point
① 5分ぐらいから始めて，徐々に時間を延長する．
② 無理をしないように，あらかじめ説明する．

3. 児背が上になるように急激に側臥位になり，そのまま就眠する．

第1骨盤位（児背が母体の左側）：右側臥位

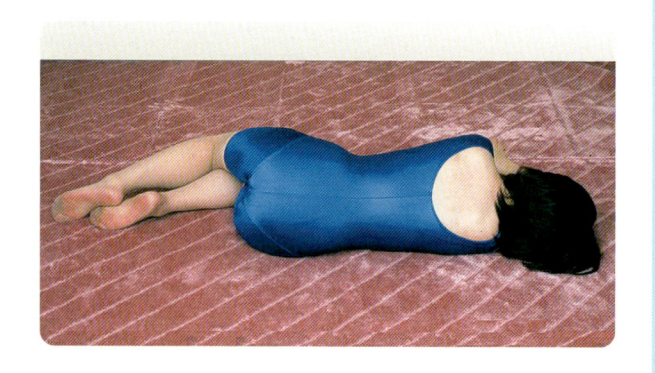

第2骨盤位（児背が母体の右側）：左側臥位

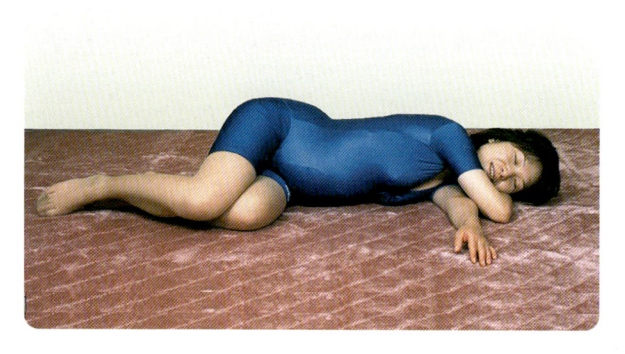

one point
① 翌朝まで児背を上に臥床するのが望ましいが，無理をしないように説明する．
② 朝に行う場合は，しばらく側臥位で休む．少なくとも30分側臥位を保つ．

3．骨盤位矯正位（膝胸位）　骨盤位の自己回転促進法

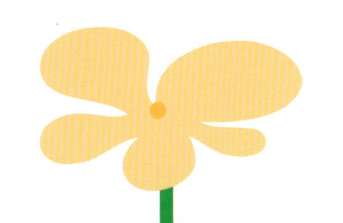

膝胸位指導の実際

1. 胎児の自然回転によって，骨盤位から頭位への矯正を促す体操であることを説明する．
2. 膝胸位の実施によって 100％頭位に矯正されないことを説明する．しかし，そのために分娩時の不安を抱かせないよう配慮する．
3. 指導用リーフレットを用いて，膝胸位および側臥位への変換を説明する．
    1）児背の位置を説明する．
    2）側臥位変換の向きを説明する．
    3）リーフレットの側臥位の左右いずれかにチェックして渡す．
    4）無理をしないように，徐々に膝胸位の時間を延長し，苦痛になったら側臥位に変換してよいことを説明する．

■ 指導用リーフレット ■

骨盤位矯正位

15〜20分　膝胸位を保つ
顔を胎児の背側に向けて膝胸位を保つ．

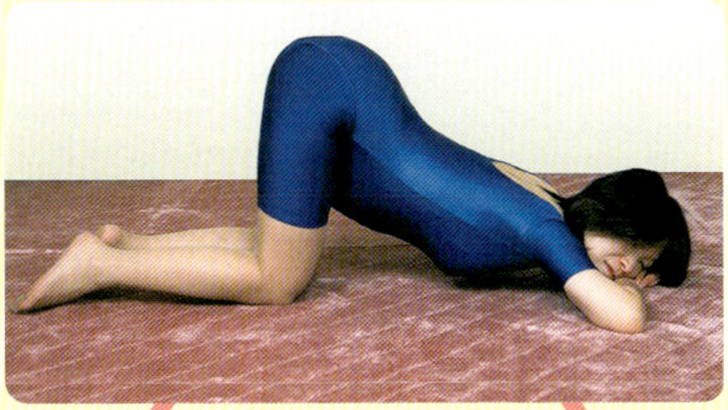

＊苦しくなったら，無理をせず，次の姿勢に変えてください

胎児の背が上になるように横向きに寝る

胎児の背が母体の右側にある場合　　　**胎児の背が母体の左側にある場合**

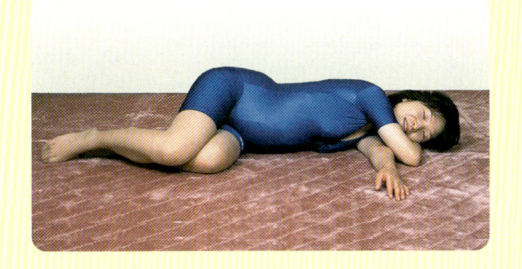

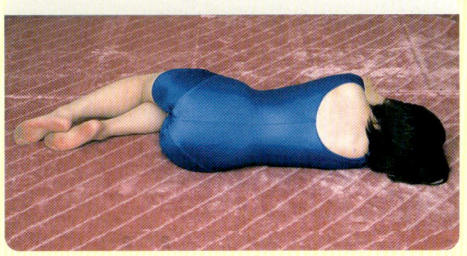

MEMO

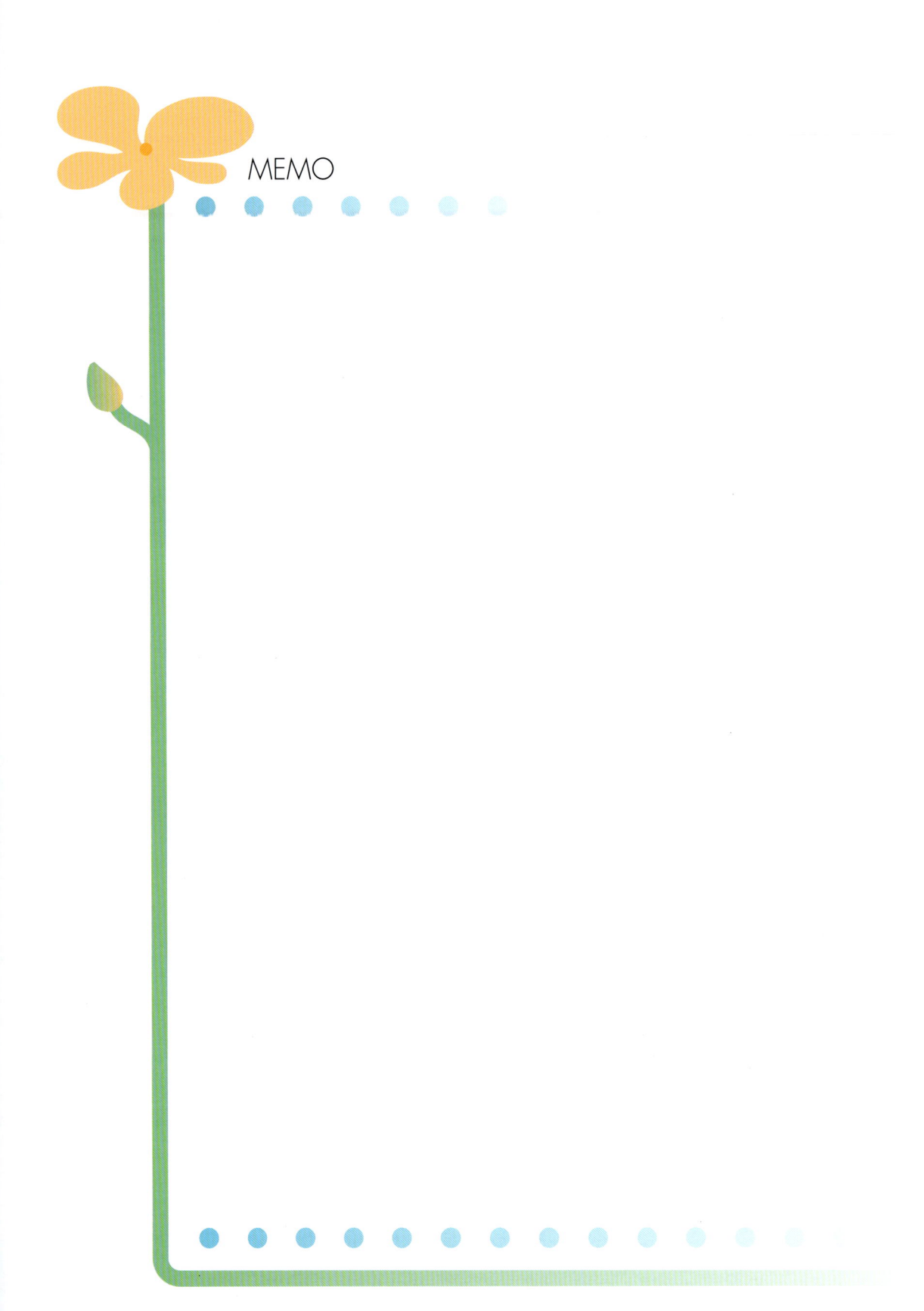

4. 分娩期の看護

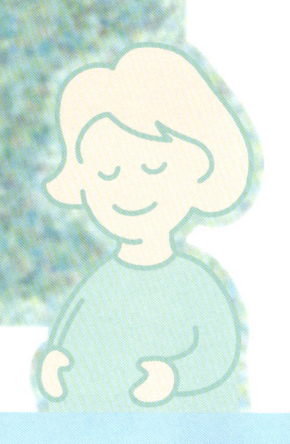

I リラクゼーション

分娩第1期には，産痛のために呼吸を止めたり，四肢や腹部を緊張させたりしがちなので，できるだけ全身の筋肉の緊張を避けるために妊娠中から呼吸法とともにリラクゼーションの練習を勧めるとよい．

1. シムス位

右シムス位では，左下肢は全関節を屈曲させて，右下肢に比べてかなり上位に位置づける．右上肢は後方になげ出すように伸ばす．
枕やクッションを利用して安定させる．

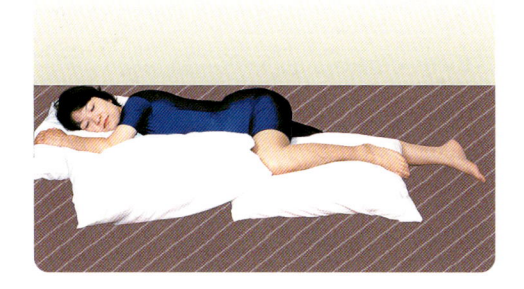

右シムス位 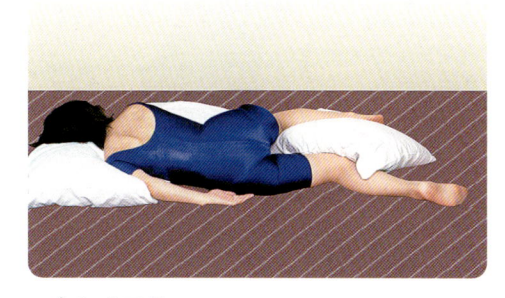　　　　　　左シムス位

one point
① 同様に，右側臥位で行ってもよい．左右いずれでもシムス位を保てるように妊娠中から練習するとよい．
② 通常休息するには最も安楽な体位であると言われているが，好みによる．

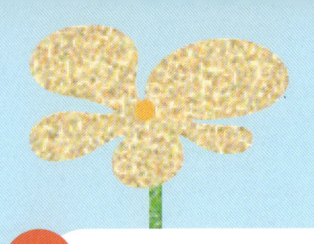

2. 抱き枕による安楽

原則的には，シムス位と同じ体位である．
枕やクッションの代わりに抱き枕を利用して，安楽な姿勢を保持する．
左右いずれに向いてもよい．

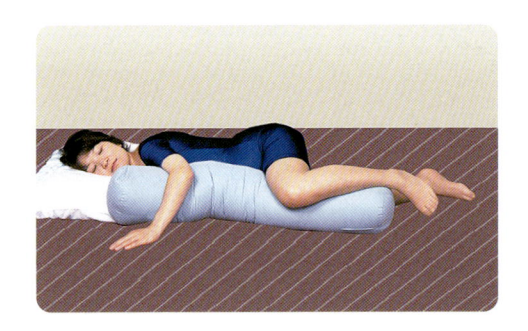

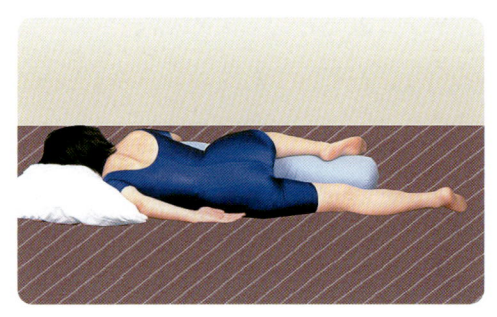

3. アクティブチェアによる安楽姿勢

アクティブチェアに跨って，上肢台にもたれかかり，騎座位の姿勢をとる．
骨盤はほぼ垂直となり，子宮による腰部の圧迫が軽減されるので腰痛の緩和効果がある．

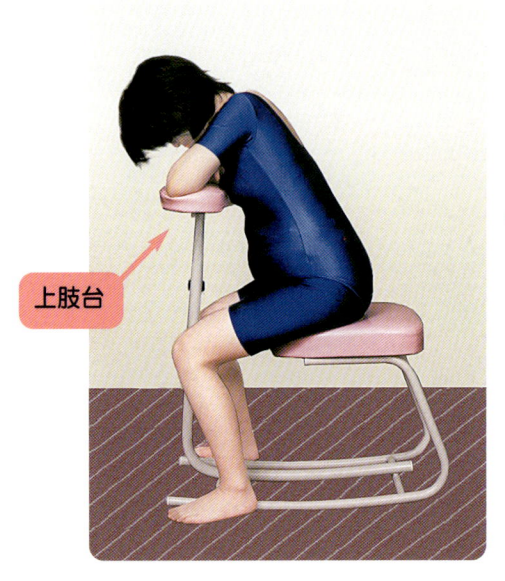

上肢台

one point
① アクティブチェアがない場合，オーバーテーブルなどを利用して前に寄りかかれる工夫をして跪座位（ひざまずいて座る）になってもよい．
② 跪座，騎座位は子宮の収縮方向と胎児の重力が一致するので，胎児の下降に抵抗がなく，分娩進行にも効果がある．
③ どのような体位も産婦の好みと産婦が自覚する安楽度にあわせて選択するとよい．

4．分娩期の看護

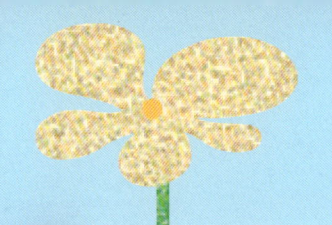

Ⅱ 産痛の緩和

産痛の緩和は安楽な体位と併用して行うとよい．
産痛の感じ方や最も苦痛と感じる部位は産婦によって異なるので，産婦自身の評価を重視し，マッサージ法，圧迫法を選択する．

1. 腹部のマッサージ

産婦自身による腹部のマッサージ法で，妊娠期より練習しておくのが望ましい．
陣痛が開始してからでも，助産師，看護師がマッサージしながら指導することによって効果が得られる．

１ 腹部輪状マッサージ

仰臥位で膝下に枕やクッションを当てる．
両手指先を下方に向けて，上腹部に手を当てる．

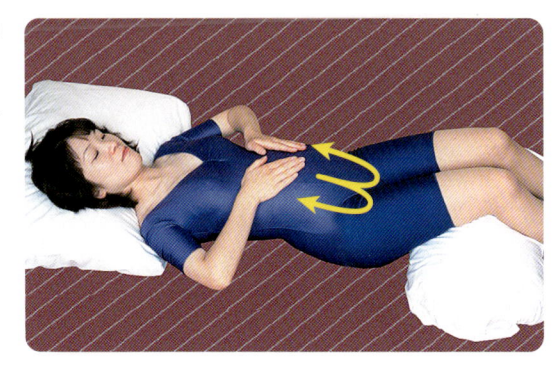

両手同時に手掌で腹部の左右に円を描くように輪状にマッサージを行う．

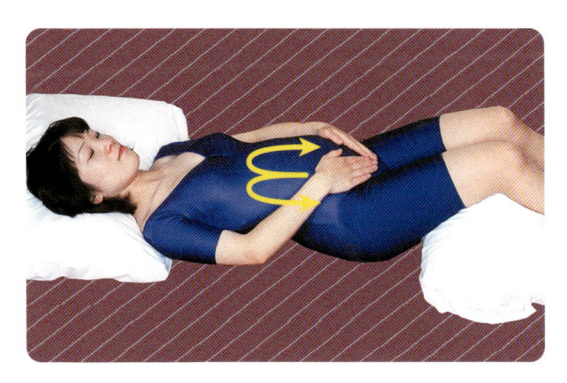

one point
① 鼠径部に添うように両手を下腹部に当て，上方に向けて円を描くようにマッサージしてもよい．
② 陣痛の発作時に呼吸に合わせて行うとよい．

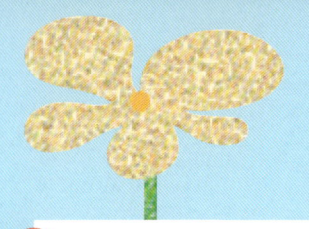

② **腹部水平マッサージ**

両側腹部に左右の手掌を当て，左右の手を交差させながら水平方向に腹部をマッサージする．

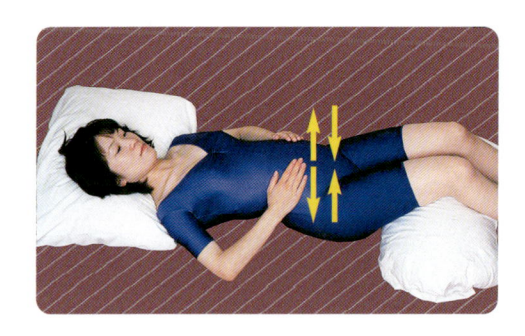

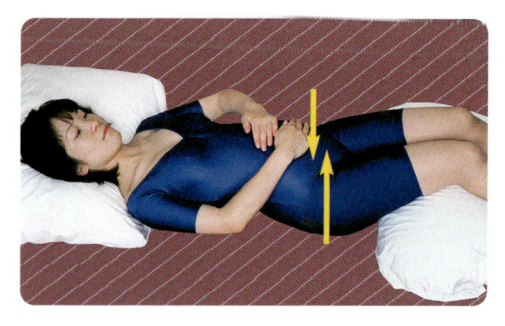

one point
① 陣痛の発作時に呼吸に合わせて行うとよい．
② 水平マッサージの応用として，側腹部から恥骨結合中央に向けて斜めのマッサージを行ってもよい．座位で腹部マッサージを行う場合に行いやすい．
③ 腹部の輪状マッサージ，水平マッサージのいずれの方法を選択するかは，産婦自身が試してみて決めるとよい．
④ 産婦によって，腹部に触れられると不快感を訴えることもあるので，腰部のマッサージや圧迫などの方法によって産痛の緩和を図るとよい．

2. 腰部のマッサージ

産婦の姿勢は側臥位，または座位．
介助者は，右か左の手掌で痛みの強い部分を中心に強く圧迫しながら円を描くようにマッサージする．

one point
① 側臥位の場合，前に枕を置いて支えるとよい．
② マッサージは陣痛発作時に行うと効果的である．
③ 圧迫は母指球で行うと圧迫効果が高い．また，痛みの強い部分を特定できない場合は，坐骨神経叢の部位である第4〜5腰椎，第1〜3仙骨部の外側寄りを強く圧迫すると効果がある．

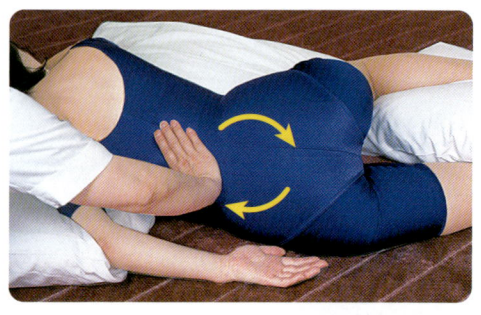

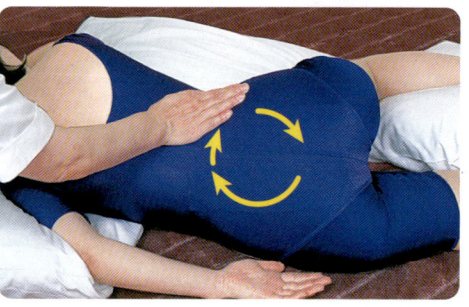

4．分娩期の看護

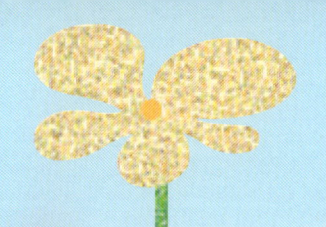

3. 圧迫法
胎児の下降に伴って腰痛が強くなるので，腰部の圧迫を行って，疼痛を緩和する．
圧迫するタイミングは，陣痛発作時のピークに最も強く圧迫すると緩和効果が高い．

① 腰部の自己圧迫法
仰臥位で，両手こぶしを痛みの強い部分に当て，圧迫する．

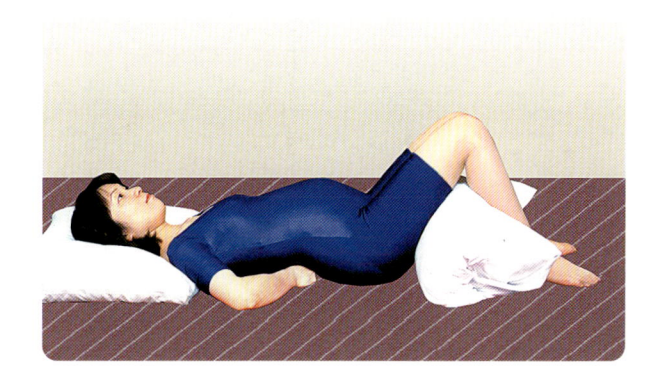

② 指圧による圧迫法
側臥位，座位いずれの場合にも，介助者によって腰部を圧迫する．
介助者は両手を開いて痛みの強い部分に母指を当て，強く圧迫する．

one point
① 圧迫法は，産婦が最も痛みを訴える部位を圧迫すると効果は高い．
② 痛みの強い部分を特定できない場合は，第4～5腰椎の外側寄りを強く圧迫すると効果がある．

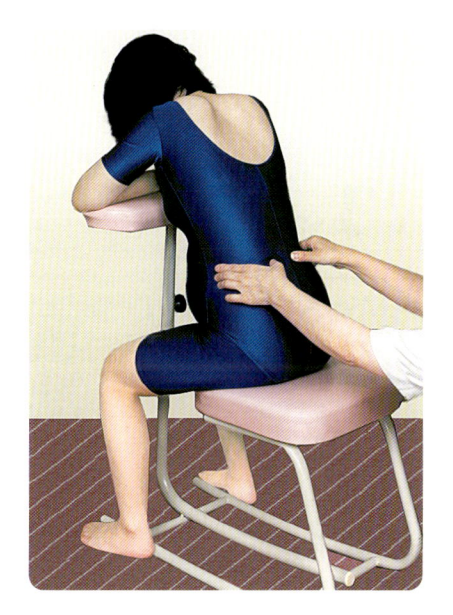

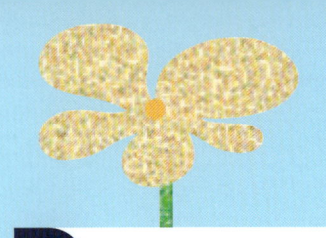

Ⅲ　分娩直後の母子対面と早期母子接触

1. 出生直後の新生児の気道を確保し，滅菌ガーゼですばやく羊水を拭き取り，臍帯結紮・切断した後，産婦の胸に裸の児を抱かせて早期母子接触させ，祝福する．新生児が体温低下をきたさないようにバスタオルなどで覆う．

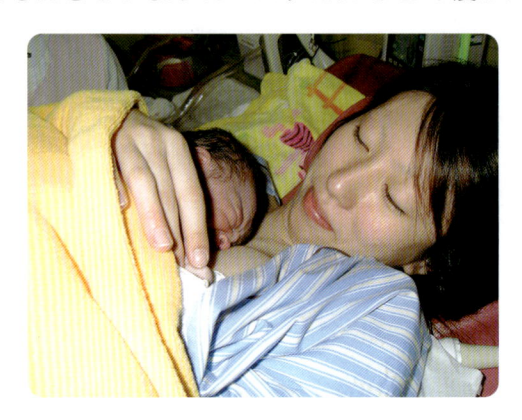

other point
① 2012年10月17日，「早期母子接触」実施の留意点より
　（日本産科婦人科学会，日本小児科学会，日本看護協会，日本助産師会ほか）
「カンガルーケア」とは，全身状態が安定した早産児にNICU（新生児集中治療室）内で従来から実施されてきた母子の皮膚接触を通常指す．出生直後に分娩室で行われる母子の早期接触を「早期母子接触」と呼び，英名としては「early skin-to-skin contact」または「Birth Kangaroo Care」を提案したい．

【適応基準】
〈母親〉・本人が「早期母子接触」を実施する意思がある．
　　　・バイタルサインが安定している．
　　　・疲労困憊していない．
　　　・医師・助産師が不適切と認めていない．
〈児〉　・胎児機能不全がなかった．
　　　・新生児仮死がない（1分・5分Apgarスコアが8点以上）．
　　　・正期産新生児．
　　　・低出生体重児でない．
　　　・医師，助産師，看護師が不適切と認めていない．

【実施方法】
　　　・バースプラン作成時に「早期母子接触」についての説明を行う．
　　　・出生後できるだけ早期に開始する．30分以上，継続時間は上限を2時間とする．
　　　・分娩施設は早期母子接触を行わなかった場合の母子のデメリットを克服するために，産褥期およびその後の何らかのサポートを講じることが求められる．
〈母親〉・「早期母子接触」の意思を確認する．

4．分娩期の看護

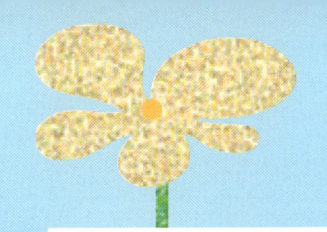

・上体高挙する（30度前後が望ましい）．
・胸腹部の汗を拭う．
・裸の赤ちゃんを抱っこする．
・母子の胸と胸を合わせ両手でしっかり児を支える．
〈児〉・ドライアップする．
・児の顔を横に向け鼻腔閉塞を起こさず，呼吸が楽にできるようにする．
・温めたタオルで児を覆う．
・パルスオキシメータのプローブを下肢に装着するか，担当者が実施中付き添い，母子だけにしない．

【観察，チェック事項】
　　　　呼吸状態（努力呼吸，陥没呼吸，多呼吸，呻吟，無呼吸），冷感，チアノーゼ
　　　　バイタルサイン（心拍数，呼吸数，体温など），実施中の母子行動

② 分娩直後の母児対面の際，口頭で伝えるだけでなく，産婦に児の性別を確認させることが望ましい．
③ 新生児標識のネームバンドは産婦に氏名を確認させ，退院後取り除くように説明する．
④ 分娩時に夫が立ち会っている場合に，夫に臍帯を切断させる施設もあるので，臍帯切断せずに産婦に児を抱かせてから臍帯結紮・切断する．

2. 分娩時に夫が立ち会っている場合には，夫にも児に触れさせる．

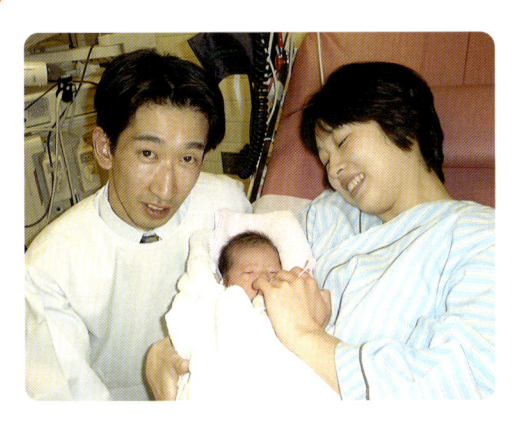

one point
施設の規定で分娩室での父子対面ができない場合，夫または産婦が分娩立ち会いを望まない場合は，待機中の夫と父子対面させる．

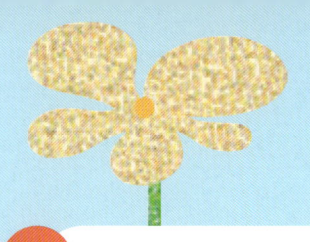

3. 産婦の清拭，更衣後，分娩室で経過観察する間，新生児を抱かせて母児接触させることが望ましい．

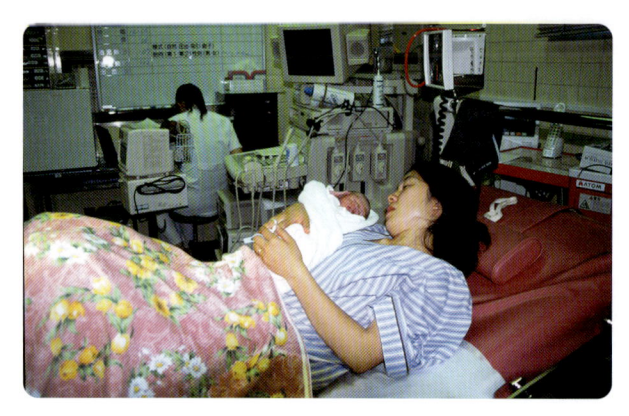

one point
疲労のため，分娩後に仮眠するような場合は，更衣後に母児接触させ，新生児を新生児ベッド，またはインファントウォーマーで保温しながら，できるだけ新生児の泣き声が聞こえるように分娩室内で同室させる．

Ⅳ 分娩後30分以内の直接授乳

分娩後できるだけ30分以内に母乳の直接授乳を試みる．
産婦が軟産道縫合などの処置のために直接授乳ができない場合は，処置終了後できるだけ早期に試みる．

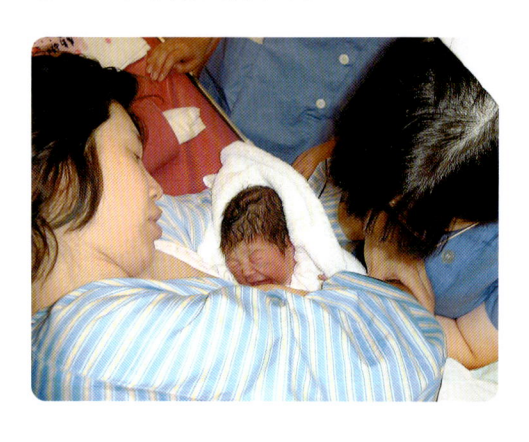

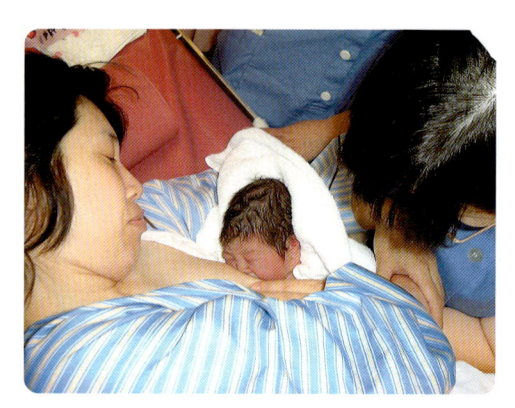

one point
① 直接授乳時には，新生児の乳頭への吸いつき，吸啜力，吸啜時間，母親の反応などを観察する．
② 初回の直接授乳の試みで児が吸啜しなかった場合は，再度試みる．また，分娩室から褥室へ転室する時に再度試みるとよい．

4．分娩期の看護

参考資料

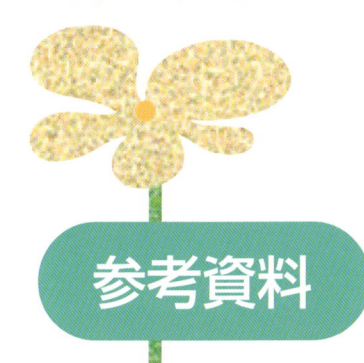

母乳育児を成功させるための10カ条
（1989年3月14日 WHO/UNICEF 共同声明（ユニセフ訳））

この10カ条は，お母さんが赤ちゃんを母乳で育てられるように，産科施設とそこで働く職員が実行すべきことを具体的に示したものです．

1. 母乳育児推進の方針を文書にして，全ての関係職員がいつでも確認できるようにしましょう．
2. この方針を実施する上で必要な知識と技術を全ての関係職員に指導しましょう．
3. すべての妊婦さんに母乳で育てる利点とその方法を教えましょう．
4. お母さんを助けて，分娩後30分以内に赤ちゃんに母乳をあげられるようにしましょう．
5. 母乳の飲ませ方をお母さんに実地に指導しましょう．また，もし赤ちゃんをお母さんから離して収容しなければならない場合にも，お母さんに母乳の分泌維持の方法を教えましょう．
6. 医学的に必要でないかぎり，新生児には母乳以外の栄養や水分を与えないようにしましょう．
7. お母さんと赤ちゃんが一緒にいられるように，終日，母子同室を実施しましょう．
8. 赤ちゃんが欲しがるときは，いつでもお母さんが母乳を飲ませてあげられるようにしましょう．
9. 母乳で育てている赤ちゃんにゴムの乳首やおしゃぶりを与えないようにしましょう．
10. 母乳で育てるお母さんのための支援グループ作りを助け，お母さんが退院するときにそれらのグループを紹介しましょう．

MEMO

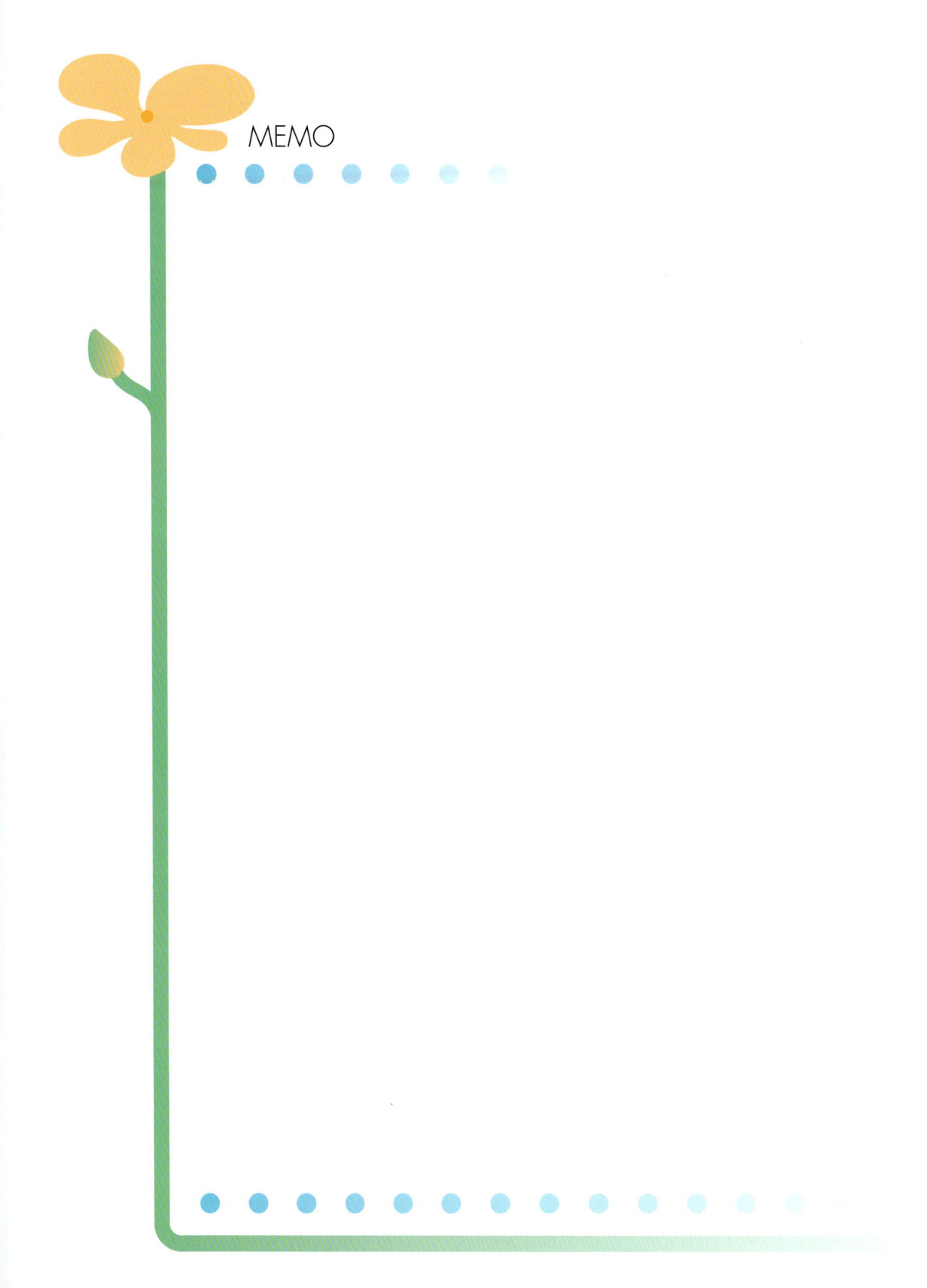

5. 産褥期の子宮の観察

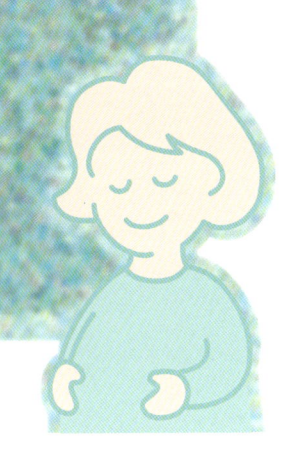

目 的

産褥期の退行性変化である子宮復古状態を観察し，異常徴候を早期に発見する．
また，子宮復古助成の適切なケアを行う．

観察の要点

1. 子宮の収縮状態（硬度）および子宮底（高さ）を確認する．
2. 子宮の復古状態とあわせて，悪露の性状・量・臭気を確認する．
3. 後陣痛の有無，程度，直接授乳との関係についても観察する．
4. 入院中の褥婦については，毎日観察する．
5. 観察後は結果を看護記録に記録する．

指導法

1. 子宮の収縮状態の観察と子宮底の確認

立脚姿勢で腹壁を弛緩させる．腹壁より手掌で子宮全体を触知し，大きさと形状および収縮状態を観察する．

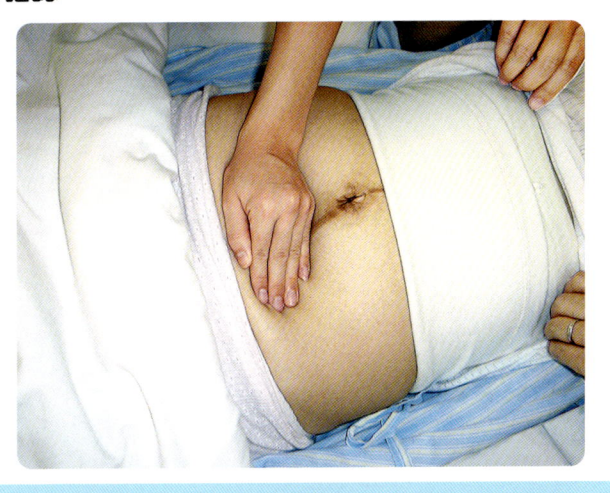

one point
① 臨床的に産褥期間は6〜8週間である．
② 分娩後，子宮，膣，外陰部，腹壁が妊娠前の状態に変化する退行性変化を子宮復古現象という．

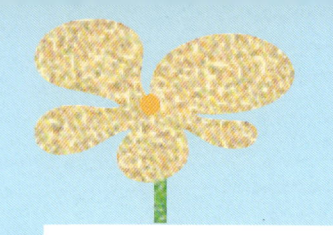

③ 子宮収縮状態の観察と表現例.

子宮収縮	触知感	硬度の実例
良　好	腹壁と子宮の境界が明瞭で，硬く触れる	硬式テニスボール状またはソフトボール様
やや不良	境界明瞭だが，子宮はやや充実感を欠く	硬めのゴム鞠様
不　良	子宮が柔らかく触れるか，境界不明瞭	軟式テニスボール様

④ 子宮収縮不良の場合は，子宮体部の輪状マッサージを行い，再度，収縮状態を観察する．
その場合，輪状マッサージ前とマッサージ後の状態を明記する．

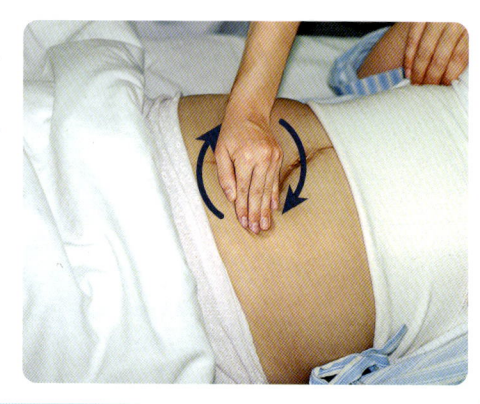

2. 子宮底の測定 I（簡便法）

観察者の手指幅を基準（横指）に，恥骨結合上縁中央と臍の高さ間（臍恥間）における子宮底部の位置を測定する方法．

1) 立脚姿勢で腹壁を弛緩させて，子宮底の位置を確認する．
2) 子宮底が，臍と恥骨結合間の中央より上に位置する場合は「臍下○横指」，中央より下に位置する場合は「恥骨結合上○横指」と表現する．

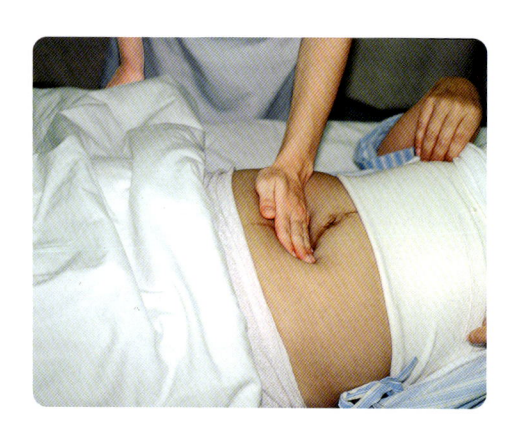

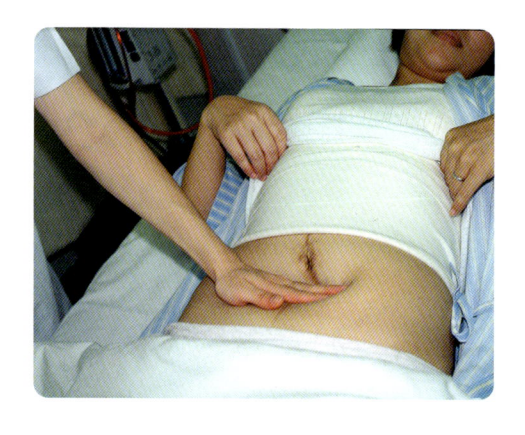

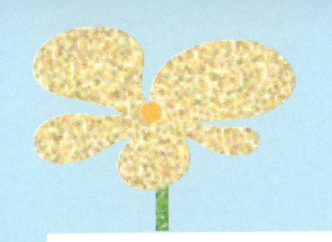

5．産褥期の子宮の観察

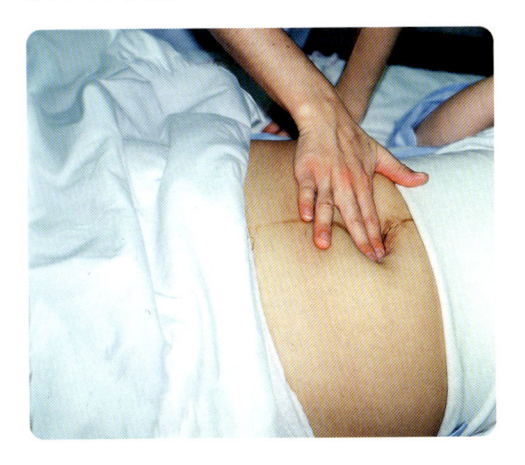

臍下 2 横指　　　　　　　　臍下 4 横指

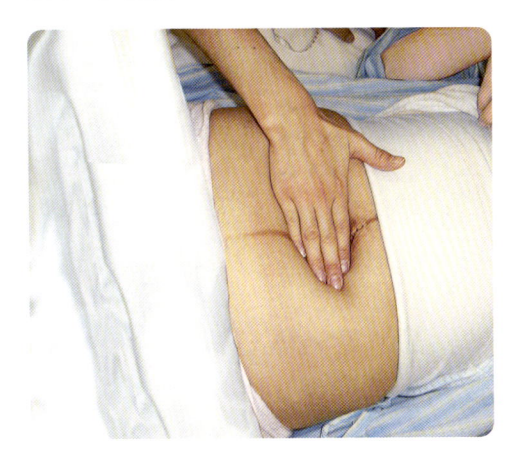

one point
① 1 横指は約 1.2～1.5cm である．
② 第 2 指（示指）・第 3 指（中指）・第 4 指（薬指）・第 5 指（小指）の順に用いる．
③ 臍と恥骨結合間のほぼ中央に子宮底を触知する場合,「臍恥中央」と表現する．

3. 子宮底長の測定 Ⅱ（実測法）
メジャーを用いて，恥骨結合上縁中央を始点に子宮底部までの長さを測定する方法．

1) 立脚姿勢で腹壁を弛緩させる．
2) 子宮底部を触知し，確認する．
3) メジャーの 0 点を恥骨結合上縁中央に当てて固定する．子宮体部に添ってメジャーを子宮底部に伸ばす．
4) 膝を伸ばし，子宮底部の数値を読み取る．

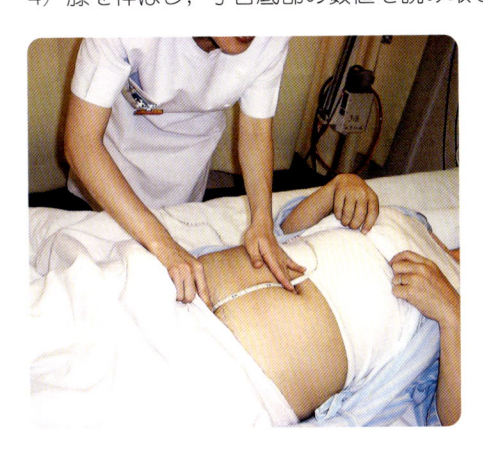

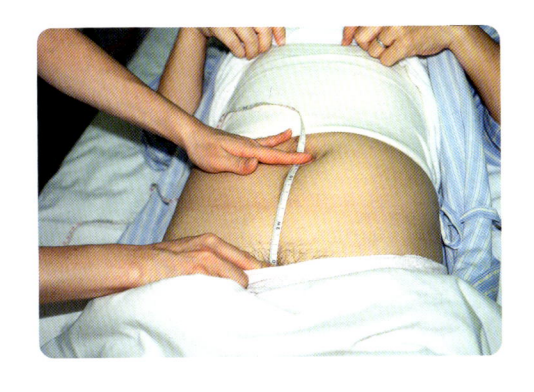

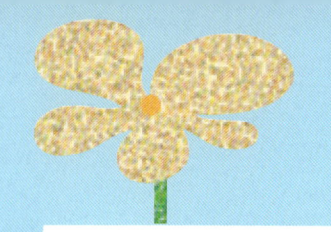

■ 産褥子宮の長さと高さ ■

産褥日数	子宮底長	産褥子宮底の高さ
分娩直後	恥骨結合上11〜12cm	臍下3横指
分娩後2〜12時間	〃 15〜16	臍高〜臍下1・2横指
産褥1日目	〃 14〜15	臍下1横指
産褥2日目	〃 13〜14	臍下2横指
産褥3日目	〃 11〜12	臍下3横指
産褥4日目	〃 9〜10	臍下4横指，臍恥中央
産褥5日目	〃 8〜9	恥骨結合上3横指
産褥6日目	〃 7〜8	恥骨結合上2横指
産褥7日目	〃 6〜7	恥骨結合上1横指
産褥8〜10日	〃 5〜6	恥骨結合上縁よりわずかに触知
産褥12〜14日		腹壁上からは触知できない

■ 分娩後の子宮底の変化 ■

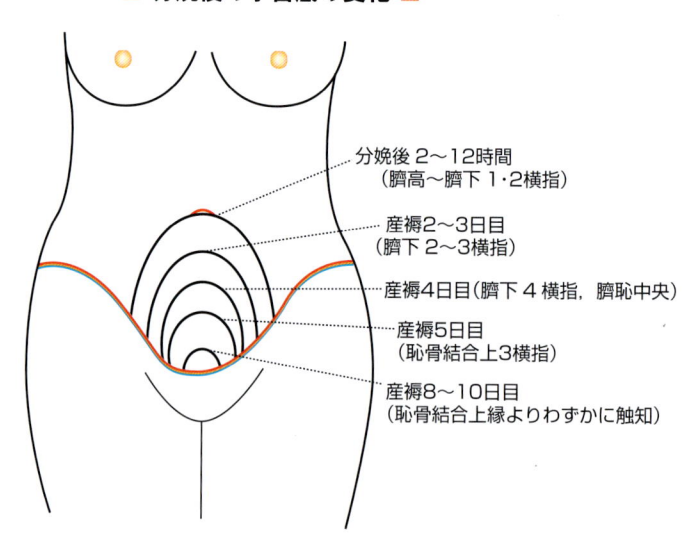

分娩後2〜12時間（臍高〜臍下1・2横指）
産褥2〜3日目（臍下2〜3横指）
産褥4日目（臍下4横指，臍恥中央）
産褥5日目（恥骨結合上3横指）
産褥8〜10日目（恥骨結合上縁よりわずかに触知）

（簡便法として，「臍下○横指」，「恥骨結合上○横指」と表現）

one point

① 子宮底は分娩直後に臍下3横指にあり，数時間後に上昇して臍高に達し，右方に傾く．この子宮底の上昇現象は骨盤底筋群の緊張の回復と膀胱の充満による．

② 分娩直後の子宮の大きさは小児頭大である．

③ 分娩後の子宮の重量は，分娩直後1,000g，1週間後500g，2週間後300〜350g，5週間後200g，8週間後約60gになる．

6. 悪露交換

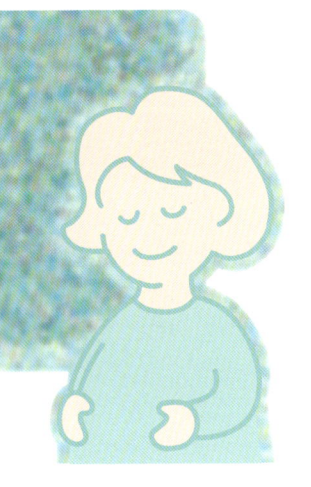

悪露（lochia）とは，産褥期に性器から排出される分泌物をいう．
悪露交換とは，分娩後および産褥早期に陰部を消毒し，外陰部に当てたナプキンを交換することをいう．

目 的

悪露で汚染された外陰部，肛門部を清潔に保ち，創傷の治癒促進および会陰の創傷や子宮内の感染を予防する．また，悪露の量，性状，外陰部や子宮収縮状態の観察の機会となる．

> **one point**
> 悪露の成分は，胎盤ならびに卵膜の剥離面からの滲出物に頸管，膣，前庭からの分泌物が混じたものである．血液成分やリンパ液に，変性上皮，単核細胞，変性結合織，変性脱落膜細胞などを含む．

留意事項

1. 悪露交換の方法には洗浄法，清拭法がある．また，歩行できる場合は検診台で行うことが多く，分娩数時間後や手術，重度の損傷などにより歩行できない場合にはベッド上で行う．
2. 不必要な露出を避け，プライバシーの保護に留意する．
3. あらかじめ排便，排尿させる．分娩後の初回歩行，分娩後24時間は排尿の有無を確認する．
4. 創部，外陰部の状態，悪露の性状・量を観察する．
5. 同時に子宮底長を測定する場合，子宮底長は下肢を伸ばして測定する場合に比べて短い．同じ基準にするためには，片下肢を伸ばして測定する．
6. 悪露交換施行後は，観察事項について記録する．

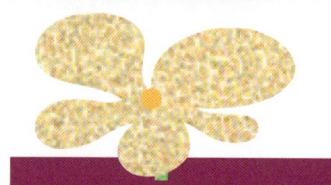

必要物品

施設によって多少異なるが，検診台で行う洗浄法について説明する．
- 0.025％塩化ベンザルコニウム液（36〜37℃に加温する．または恒温器を設定）
- 拭き綿6〜7枚（悪露交換セットの物を使用）
- イソジン綿球1〜2個（悪露交換用セットの綿球をイソジン液に浸す）
- 長鑷子2本（単品消毒したものが望ましいが，場合により鑷子立てに準備する）
- ティッシュペーパー，またはディスポガーゼ
- 清潔なナプキン
- バスタオル，または股覆い

検診台で行う洗浄法の手順

1. 必要物品の準備

① 検診台の準備

ディスポシーツを敷き，最下段まで台が下がっていることを確認する．

one point
① ディスポシーツは台を覆うように敷き，洗浄液が受水盆に流れるようにする．
② 検診台は電動式が昇降の操作しやすく，褥婦は安全に昇降できる．

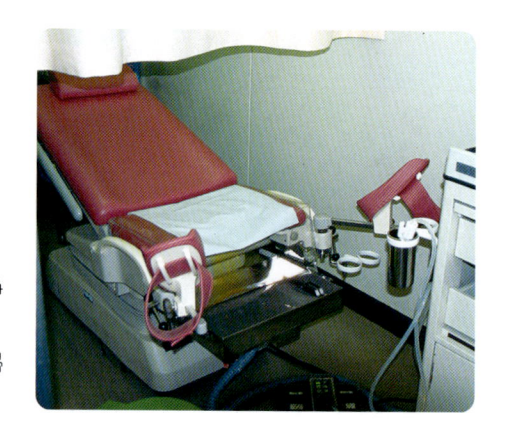

② 悪露交換セット

悪露交換セットの蓋を開け，蓋をトレー代わりにして使いやすいように1人分の拭き綿を分ける．

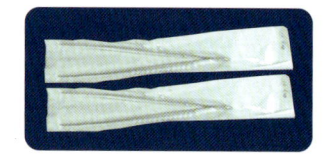

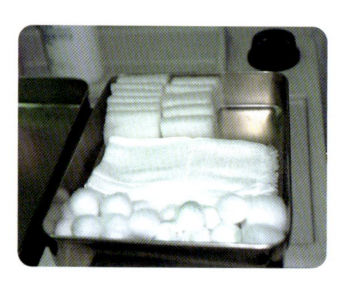

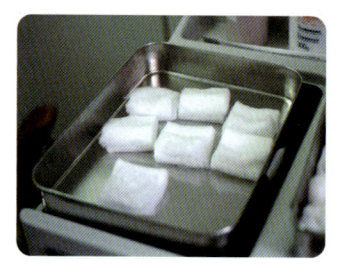

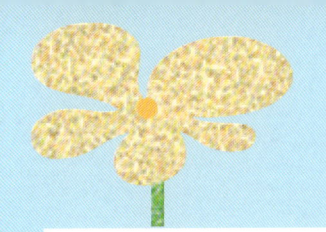

6．悪露交換

one point
① 滅菌物を扱う前に手洗いを行う．
② 滅菌バッグ入り鑷子は，汚染防止のためバッグを突き破らずに「めくり法」で開封する．
③ 綿球，拭き綿は 1 人ずつ，1 回分のディスポ製品を使用することが感染予防上望ましい．

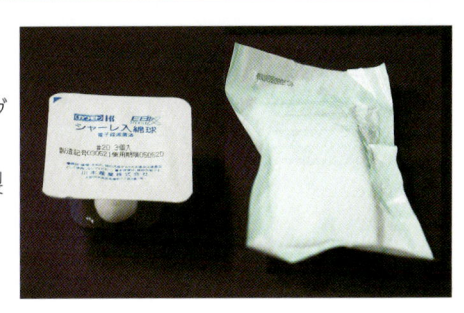

2. 褥婦を検診台に載せ，バスタオルまたは股覆いを掛ける．
産褥ショーツ着用の場合は，脱がずに検診台に上がるように説明する．

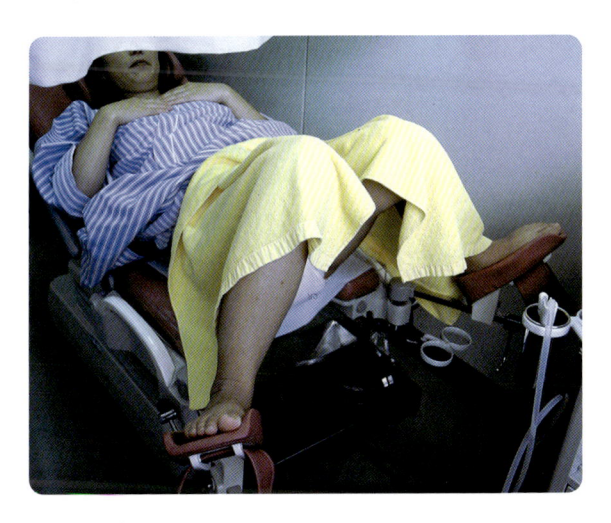

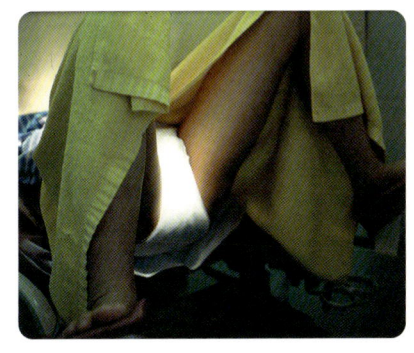

one point
① 専用の股覆いの準備があれば，外陰部が露出するようにして腹部，下肢を覆う．
② バスタオルの場合は中心で斜め折りにして，両下肢を覆うように掛ける．

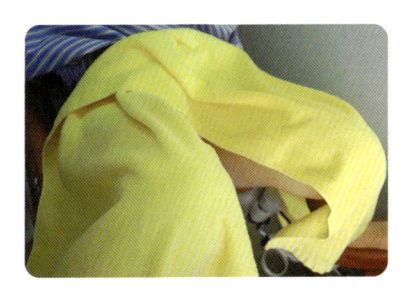

③ 褥婦が砕石位に体勢を整えてから，台を動かすことを説明して，検診台の高さを調節する．

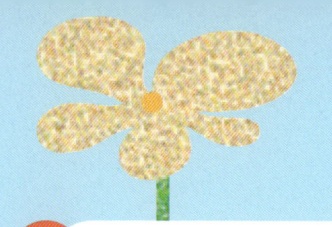

3. 産褥ショーツの股のテープをはずして，洗浄液で汚染しないように殿部へ折り込む．
ナプキンを恥骨結合側から肛門方向へはずす．
無影灯のスイッチを入れ，焦点を合わせる．
ナプキンの悪露の性状および量を観察する．
外陰部の観察をする．

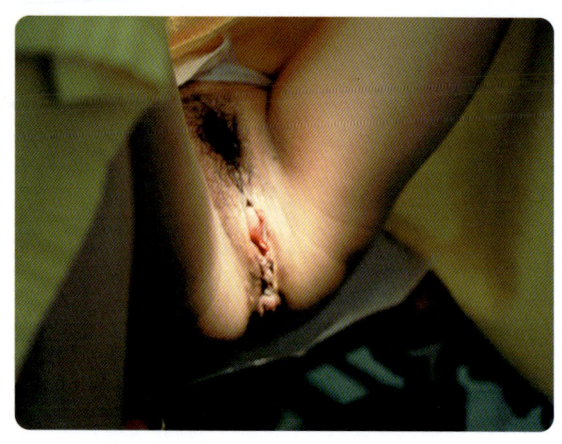

（会陰縫合部浮腫，脱肛，子宮下垂が認められる）

one point
① ナプキンは何時間くらい使用していたか確認する．直前の排尿時に褥婦自身で交換するような場合は，捨てる前に観察することを伝えておく．
② 悪露量の測定は，使用済みナプキンの重量を測定し，未使用ナプキンの重量を差し引く．
③ あらかじめ，汎用される未使用ナプキンの重量を測定しておくとよい．
　未使用ナプキンの重量例（リリー製）　大ナプキン：45g
　　　　　　　　　　　　　　　　　　　中ナプキン：15g
　　　　　　　　　　　　　　　　　　　小ナプキン：　7g

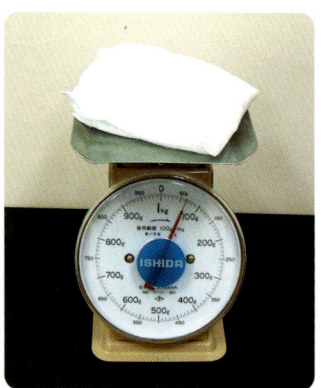

4. 拭き綿を1枚取る．一人で行う場合は，鑷子を両手に持ち，左手鑷子で拭き綿を取り，右手鑷子に渡す（左利きの場合は逆に持つ）．

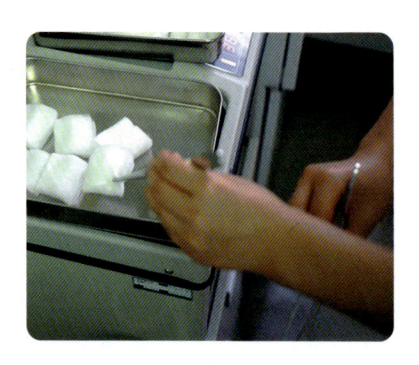

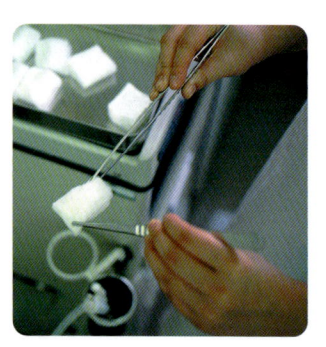

one point
① 介助者がいる場合は，拭き綿を1枚ずつ施行者に渡す．
② 介助者の有無に関わらず，清潔な鑷子が不潔な鑷子の上になるように拭き綿の受け渡しを行う．

6．悪露交換

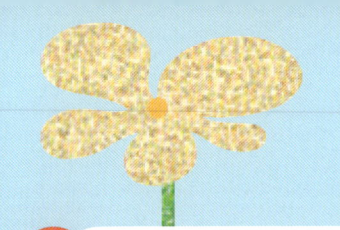

5. 洗浄液を受水盆に流し，洗浄液の温度を確認する．
嘴管接続部分のチューブの温度変化を小指球部分で感知する．

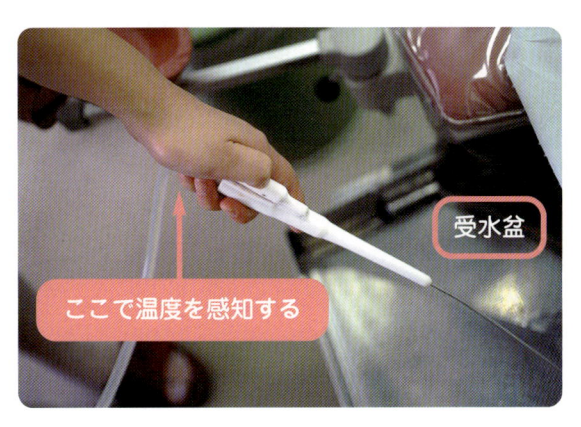

ここで温度を感知する

受水盆

one point
① 嘴管接続チューブが折れ曲がらないように，嘴管接続部分を軽く握るように持つとよい．
② 洗浄液の温度を一方の手で直接確認する場合は，拭き綿を持つ前に確認する．また，いったん嘴管を嘴管差しに入れた場合は，洗浄液を少し流してから洗浄する．

6. 鑷子の先端で陰部を傷つけないように，陰部に当てた拭き綿の中心を持つ．拭き綿で軽く清拭するように洗浄液をかけながら洗浄する．

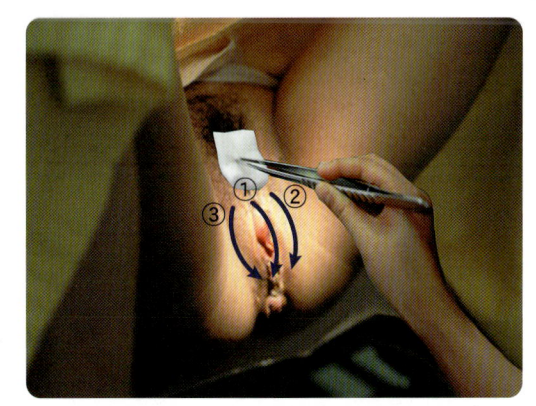

1拭きごとに拭き綿を変えて，中心→左→右の順に洗浄する．

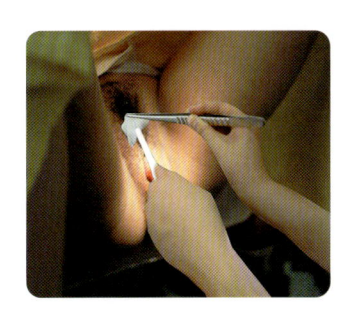

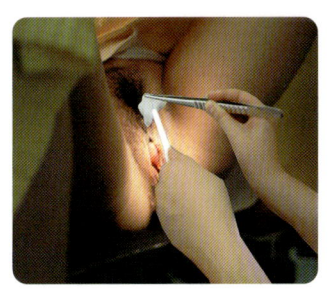

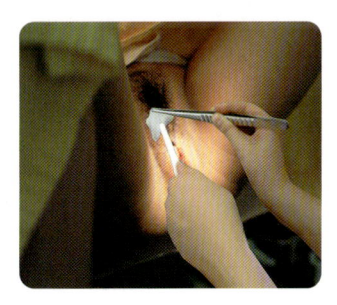

one point
① 消毒の原則は，恥骨結合側（前）から肛門方向（後ろ）へ，中心から外側への順に行う．
② 嘴管の先端を拭き綿に触れないように注意する．
③ 洗浄液を流す際に，嘴管の先端を腹部に向けると洗浄液で寝衣を汚染する恐れがあるので，やや下方に向けて流すとよい．

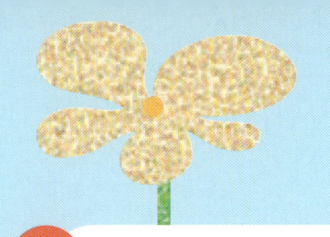

7. 拭き綿で陰部の水分を拭き取る．
拭き綿を軽く押し当てて，水分を吸収させるように拭く．
拭きごとに拭き綿を変えて，中心→左→右の順に拭く．

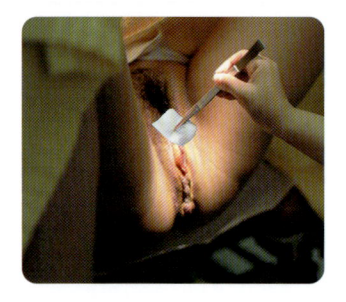

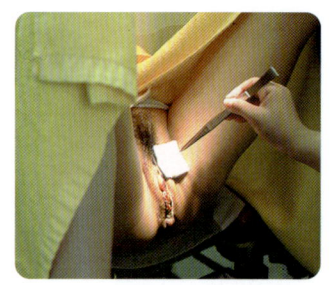

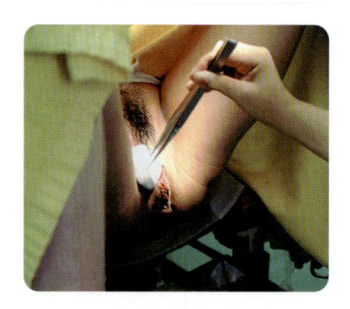

8. ガーゼまたはティッシュペーパーで殿部を拭く．
汚染したシートを除き，新しいシートを敷く．
清潔なナプキンを当て，産褥ショーツを整える．

one point
① 産褥ショーツを整える際には，殿部を上げるように褥婦に協力を得るとともに片手で殿部を支える．
② 清潔なナプキンの内側に触れないようにして，恥骨結合側に当ててから肛門方向へと当てる．

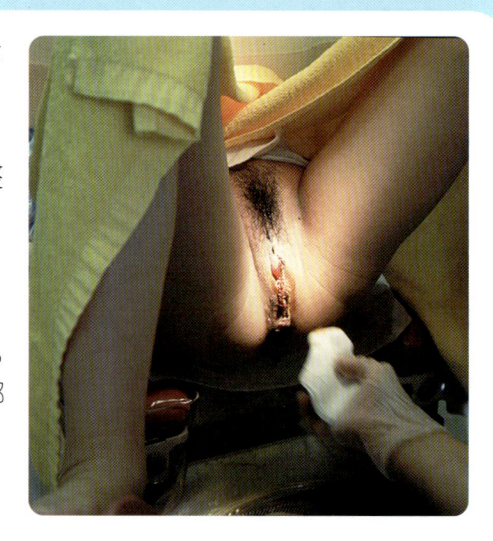

9. 検診台を動かすことを説明して，降りやすい高さまで台を下げる．
無影灯を消す．

other point
① 脱肛が著明な場合は，悪露交換後に陥納すると一時的でも疼痛が軽減する．陥納時には，キシロカインゼリーを滅菌ガーゼに塗布して用いるとよい．ただし，キシロカインが禁忌でないことを確認して用いる．

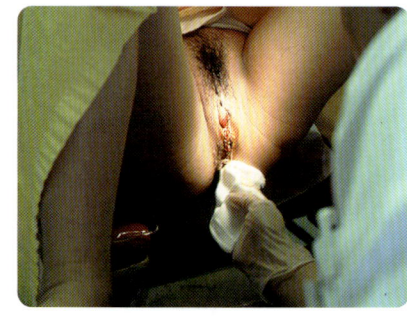

6．悪露交換

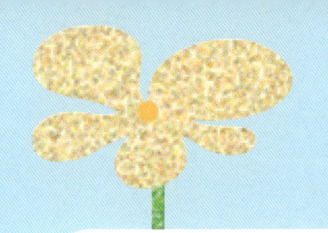

② 悪露は，はじめは血性であるが，次第に奨液性となり，約6週間で非妊時の状態に戻る．
　　1）赤色悪露：産褥2〜3日まで
　　2）褐色悪露：産褥3〜4日より8〜14日まで
　　3）黄色悪露：産褥3〜4週間

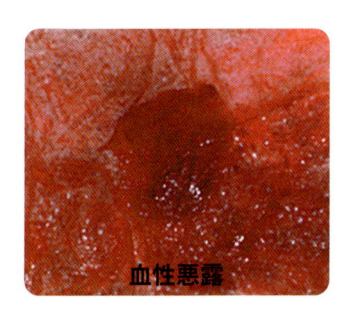

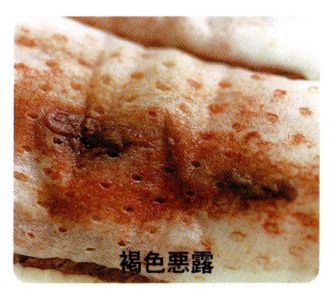

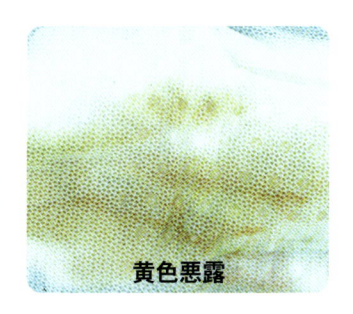

血性悪露　　　　褐色悪露　　　　黄色悪露

③ 悪露量の観察は，重量を測定すると正確で客観的であるが，ナプキンの汚染範囲度によっても観察できる．しかし，個人によって主観が異なるので基準を取り決めておくとよい．
　　1）多量
　　　　大ナプキン，中ナプキンの表面1/2以上の汚染．
　　2）中等量
　　　　中ナプキンの表面約1/3以下の汚染．
　　3）少量
　　　　中ナプキンの表面約1/10以下，または小ナプキンの表面1/2以下の汚染．

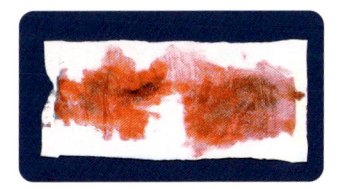

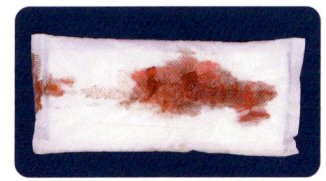

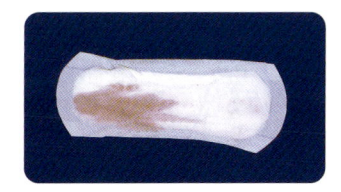

産褥期の悪露の変化

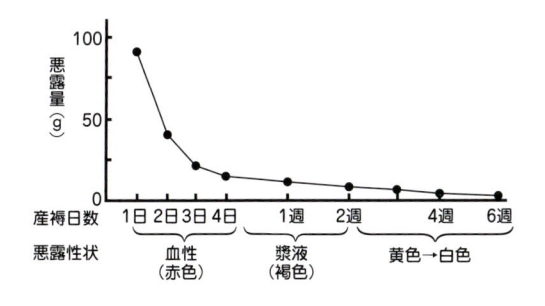

悪露の変化

（岡田弘二：新産科データブック．産婦人科の世界，37（増刊号），1985）

MEMO

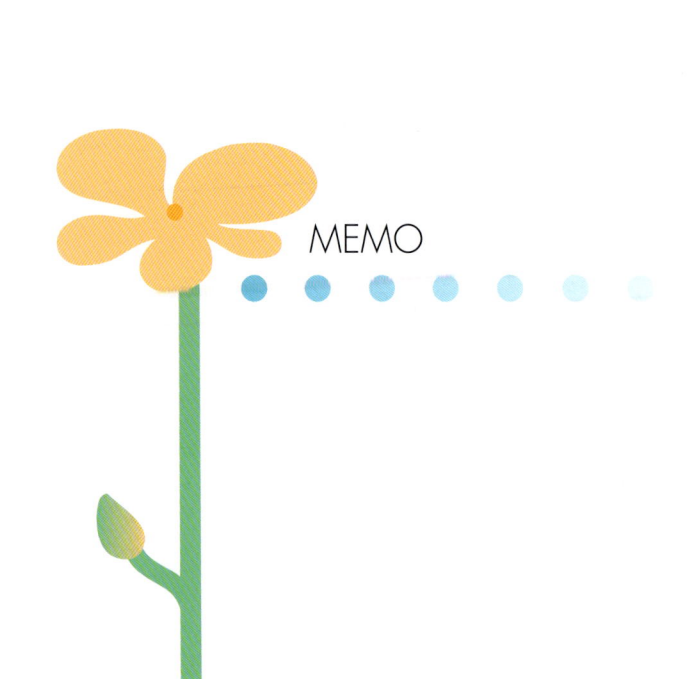

7. 母児同室時のオリエンテーション

I 授乳指導

留意事項

1) 母乳栄養を勧めるが，褥婦に過剰な負担をかけないようにする．
2) 反復指導を行うことが効果的であるので，1回に留まらず，褥婦が1人で直接授乳ができるようになるまで何回でも行う．
3) 短期間の入院中では母乳栄養確立が困難でも，直接授乳行為が自立できるように援助する．また，完全母乳になるまでに10日～2週間を要することを説明し，希望をもたせる．
4) 授乳行為，児の吸綴力，嚥下力，哺乳量のチェックをしながら指導する．

1. 授乳の前におむつの汚れを確認させる．汚れている場合は，おむつ交換をさせる．
＊おむつ交換の項参照．

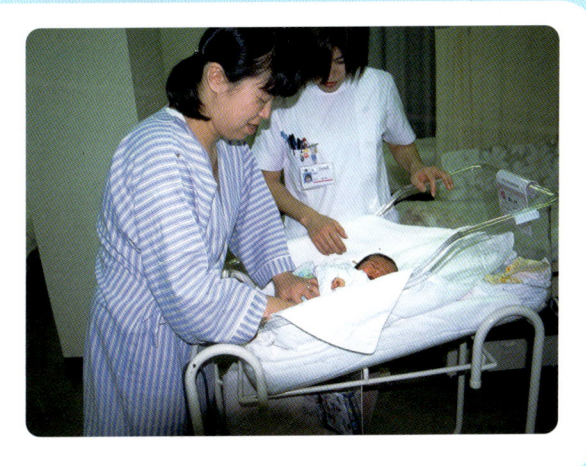

2. おむつ交換後，手洗いをするように説明する．

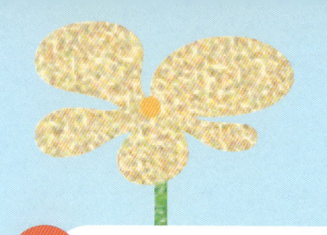

3. 新生児の口元が乳頭の位置になるように，母と児の顔面が向き合うように抱かせる．児が乳頭に吸い付くまで介助して頭部を固定するとよい．

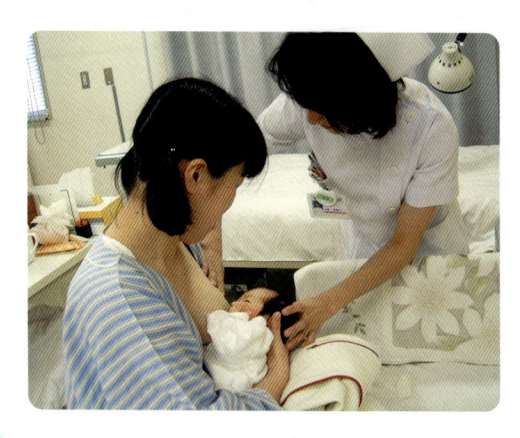

one point
① 新生児の口元と乳頭の位置が合わない場合は，バスタオル，毛布などを利用して高さを調節する．
② 抱き方は，立ち抱き，横抱き，脇抱きそれぞれを試みさせて，母親が最も安定して新生児を抱くいずれかの方法を選択する．
③ 新生児がすぐに乳頭に吸いつかなかったり，吸いついてもすぐに乳頭を離すようなことがあると，母親はあせったり，落胆するので，徐々に慣れることを話して励ます．

4. 乳頭の先端が舌の中央に達するまで深く吸い込み，力強く吸啜していることを確認できたら，頭部の固定の介助を止めて見守る．

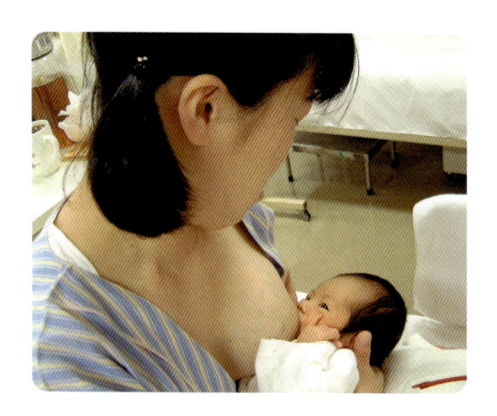

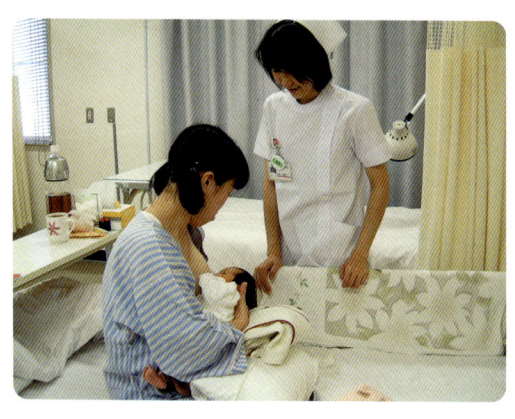

7．母児同室時のオリエンテーション

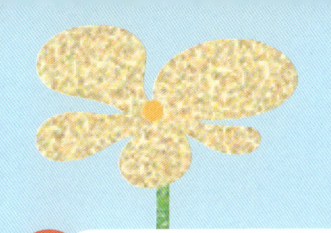

5. 5〜6分吸綴して休止したら，反対側を授乳させる．
反対側は，母親に一人で試みさせて，一人では直接授乳が困難な場合に再度介助する．

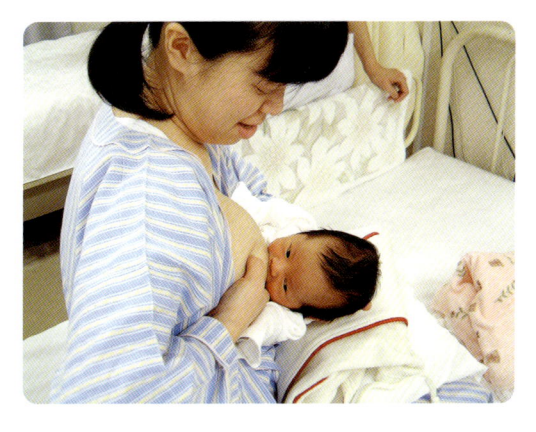

one point
日齢と母乳分泌の増加によって徐々に吸啜時間を延長するように説明する．

6. 帝王切開分娩のために母児同室が遅れるような場合，一時的に母児同室にして直接授乳を試みる．

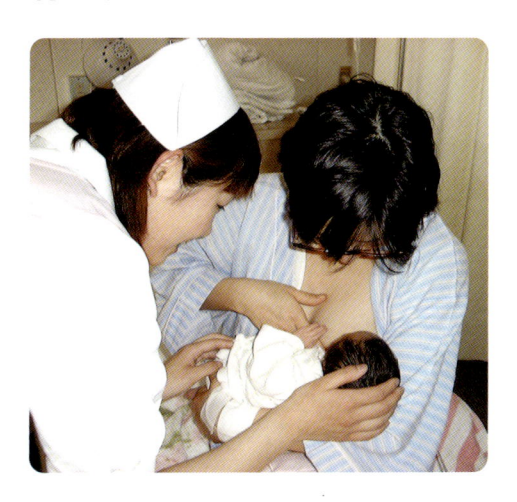

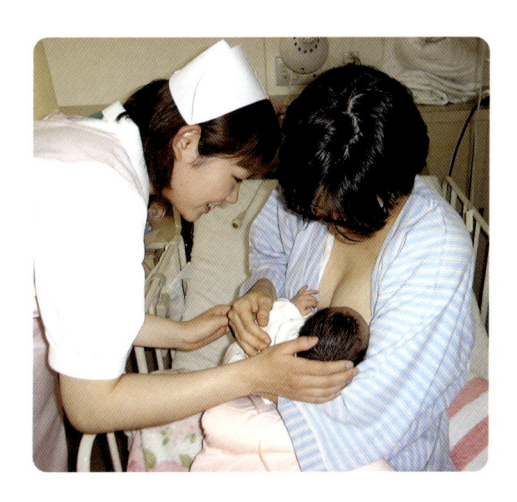

one point
① 点滴静脈内注射をしている場合，チューブの閉塞に注意し，介助する．
② 座位で授乳させると早期離床になるが，創部痛などによってベッド上座位が困難な場合，ベッドの上体を45°ぐらい高くして側臥位で新生児を脇に寝かせて授乳してもよい．

7. 排気させて，新生児をベッドに寝かせて再度おむつの汚れを確認させる．

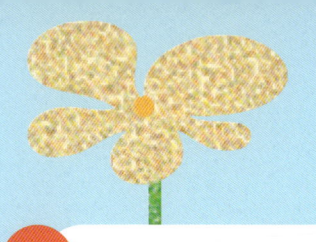

8. 哺乳記録用紙の記載方法を説明する．

新生児経過記録

秋田春子 殿

月 / 日 22 生後 日目					沐浴			
時間	母乳		ミルク	糖水	便	尿	赤ちゃんの状態 お母さんへの助言	サイン
時 分	直接	間接						
3 10				10	−	＋	吧気(−)	小野
5 05	＋				＋	−	吸啜力良好	
7 10	＋			15	＋	＋	T 36.6℃　wt 2992g	佐藤
9 30					＋	−		
10 30	＋			20	−	＋		
13 20	＋				−	＋		佐藤
15 30	＋				＋	−		
17 30	＋							
20 00	＋			20	−	−		

秋田大学医学部附属病院例

哺乳記録用紙の記載例

直接：直接授乳による母乳の測定した哺乳量を記載する．
間接：搾乳した母乳を瓶哺乳した哺乳量を記載する．
糖水・ミルク：あらかじめ，瓶に入っていた量を確認し，哺乳後減った量を確認して哺乳量として記載する．
便・尿の排泄があった場合：（＋）の記号を記載する．

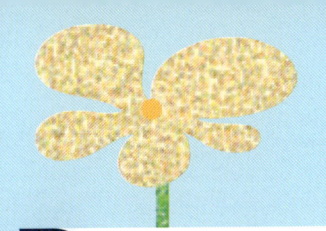

7. 母児同室時のオリエンテーション

Ⅱ おむつ交換

留意事項

1) 母児同室時に授乳指導と併せて行う．
2) 尿・便の性状，および日齢による便の変化についても指導する．
3) 新生児は腹式呼吸なので，おむつの止め方は腹部を圧迫しないように2指挿入できる程度の緩みをもたせる．
4) 布おむつを用いる場合は，おむつカバーを用いる．
5) 紙おむつ，布おむつのいずれを用いる場合も，下肢のＭ字型肢位を保つように，また，下肢の運動を妨げないように注意する．

1. おむつの汚れを確認するために，紙おむつのテープを剥がす．

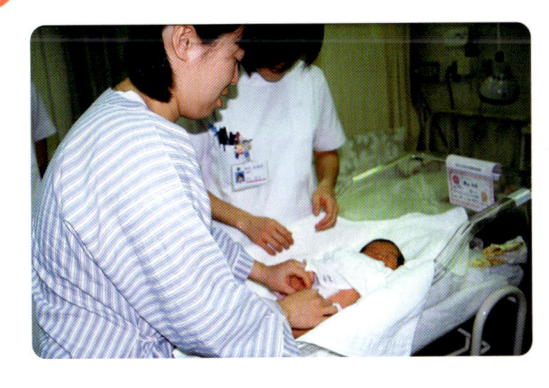

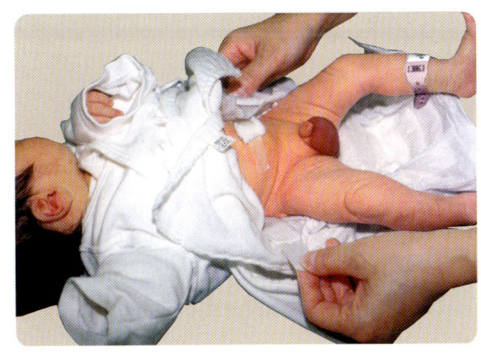

one point
剥がしたテープがあちこちに貼りつかないように折り曲げておく．

2. 排泄の有無を確認する．
排便がある場合，おむつの汚れていない部分で軽く拭いてからお尻拭きナプキンで清拭する．

one point
① 胎便および今後の便の変化について説明する．
② 初産の場合，胎便を見て異常な便ではないかと驚くことがあるので，異常でないことを説明する．
③ 排尿時，おむつが着色していないこともあるが，湿潤しているようなら交換するように説明する．

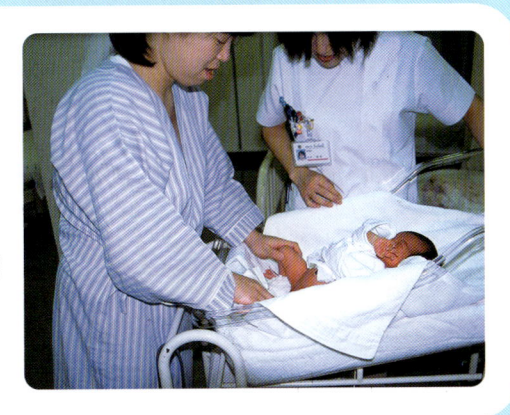

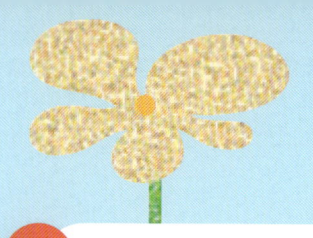

3. 付け直しテープがついている方を手前にして，汚れたおむつと交換する．
   おむつ交換時，足を支えて殿部を持ち上げないように注意を促す．

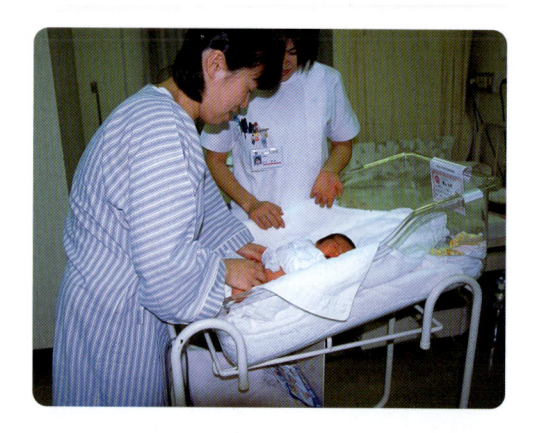

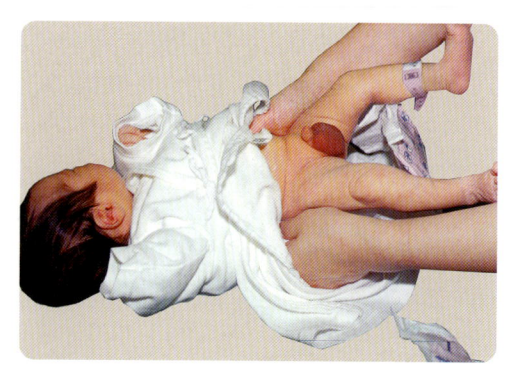

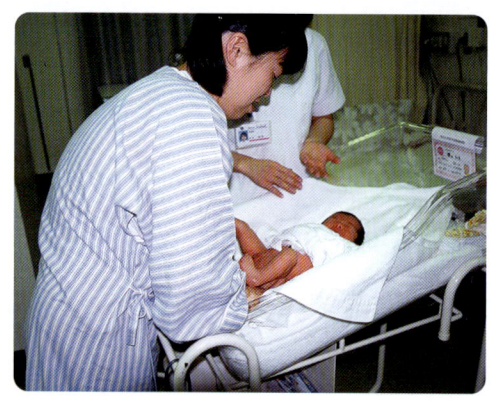

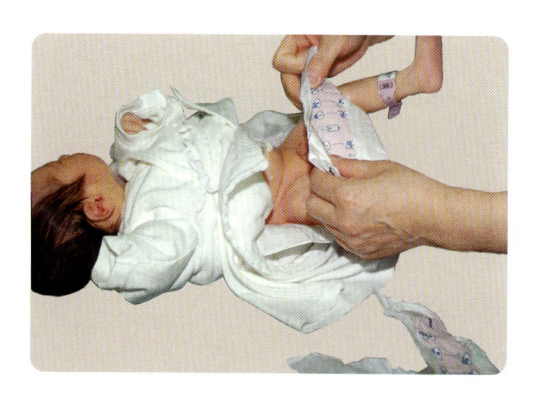

one point
① おむつの交換は，両下肢を屈曲した姿勢を保つように股間，または側方から手を入れて殿部を挙上する．
② 新生児期は大腿骨の頸体骨，前捻角が最大，臼蓋の傾斜が最も急峻，臼蓋の大腿骨頭被覆率が最小，母体ホルモンの影響により股関節の弛緩が著しい，という股関節脱臼を起こしやすい諸条件があるために，足首を把持して殿部を挙上する下肢の強制伸展位を避ける．

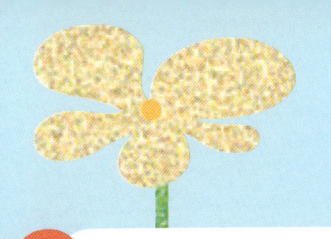

7．母児同室時のオリエンテーション

4. テープで止めて，おむつを整える．

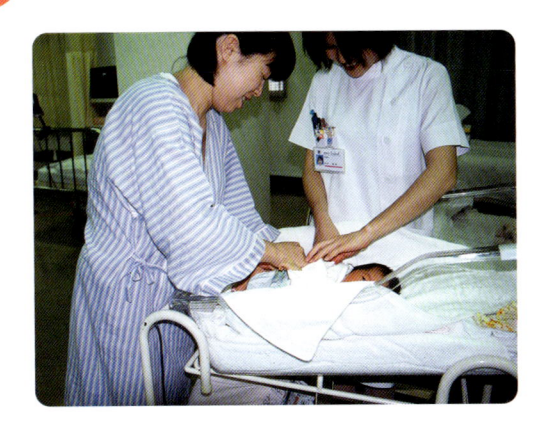

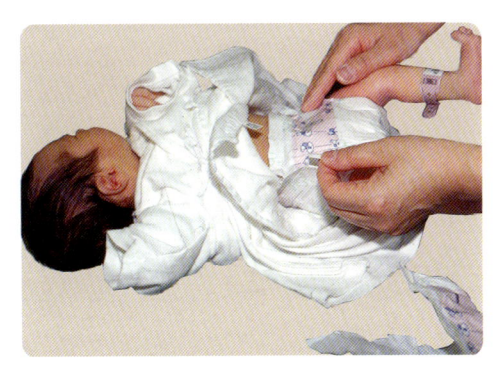

one point
① 股間はぴったりおむつを密着させ，腹部は２指挿入可能な程度にゆるく当てる．
② 紙おむつのウエストと股のギャザーは外側に出して整える．
③ 臍ガーゼが尿で汚染しないように，臍部をおむつで圧迫しない．また，臍部を露出できるようにウエストのテープを半分内側に折畳むとよい．

5. 衣服を整える．
股間より入れた手で殿部を支えて，衣服を下方へ引き，皺を伸ばす．

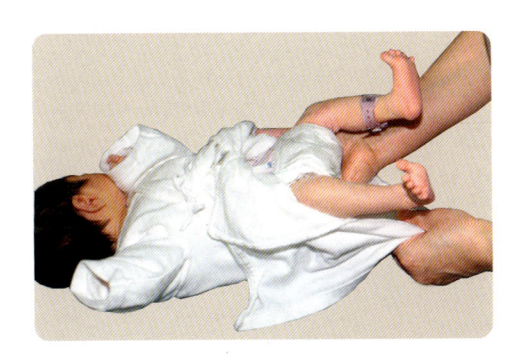

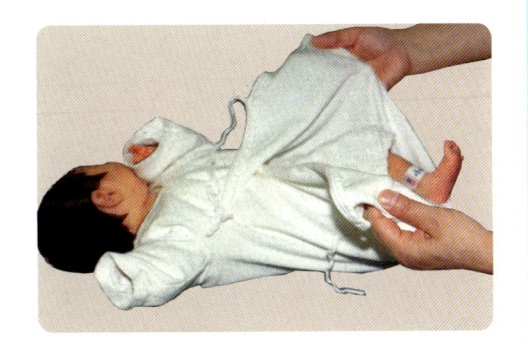

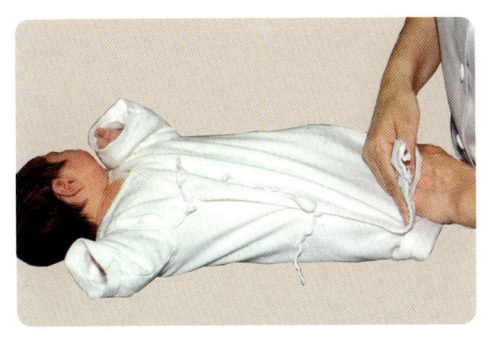

85

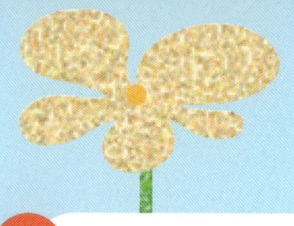

6. 使用後の紙おむつの後始末を指導する.

① 汚物を中におむつを折畳む.

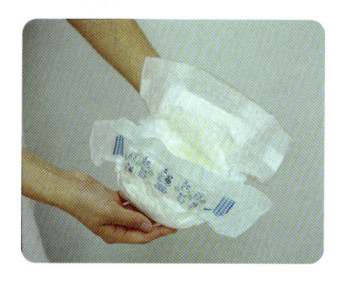

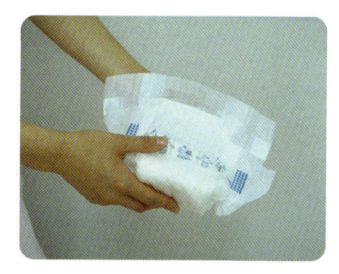

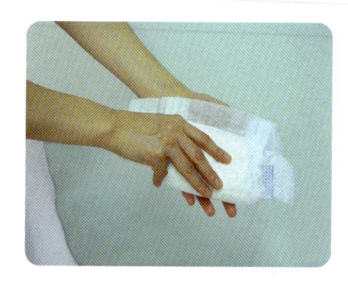

② 片方のテープで止める.

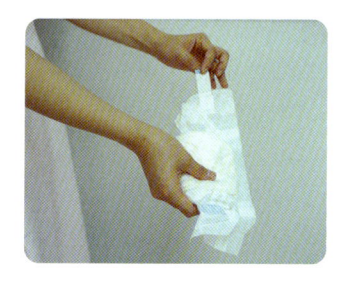

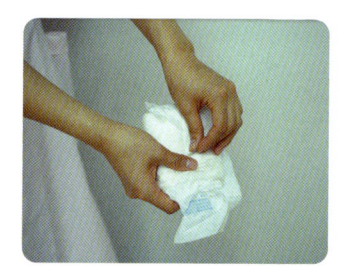

③ もう一方のテープで止めてまとめる.

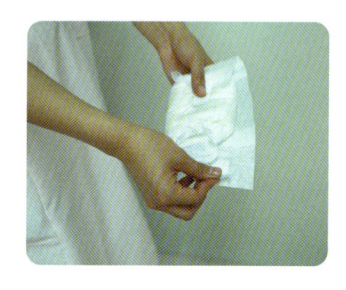

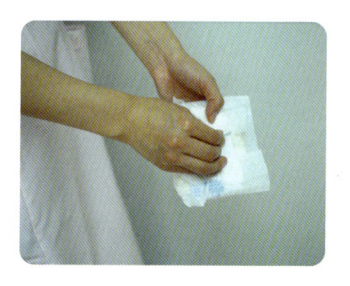

one point
　使用済み紙おむつの処理は,自治体によって「可燃ごみ」「不燃ごみ」の分別が異なるので,確認して指導する.

8. 産褥体操

目的

1. 血液循環を良好にする．
2. 伸展した腹部や骨盤の筋肉の回復を促進する．
3. 悪露の停滞を防ぎ，子宮復古を促進する．
4. 妊娠・分娩によって伸展，弛緩した腹壁・腟壁・骨盤底の筋肉群の緊張回復を図ることができる．
5. 姿勢の再教育．

留意事項

1. 異常分娩，高度の軟産道損傷，多量出血など，分娩経過に異常があった場合は，状態の回復，症状に応じて，開始時期および体操の内容のプログラムを決める．
2. 原則として，分娩の翌日（産褥1日目）から開始する．
3. 1日1～2回，産褥6週間は行うように指導する．

指導法

1. 深呼吸

① **基本姿勢**
仰臥位にて両膝を立て，足底をベッドにつける（仰臥位立脚姿勢）．
両上肢は伸ばして躯幹につける．

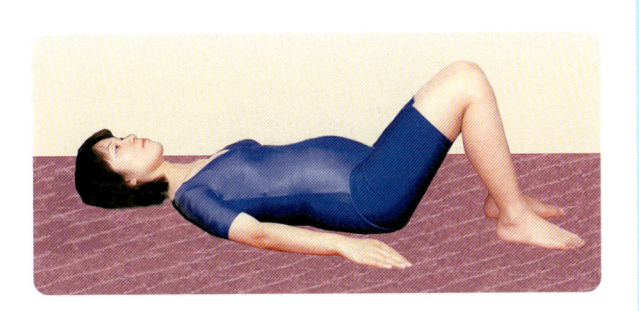

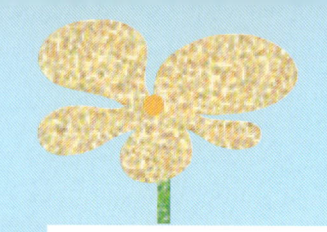

② **腹式深呼吸**
　腹部に軽く両手をのせ，口を閉じて静かに深く息を吸って，吐く．
　腹壁は吸気時に上がり，呼気時に下がる．

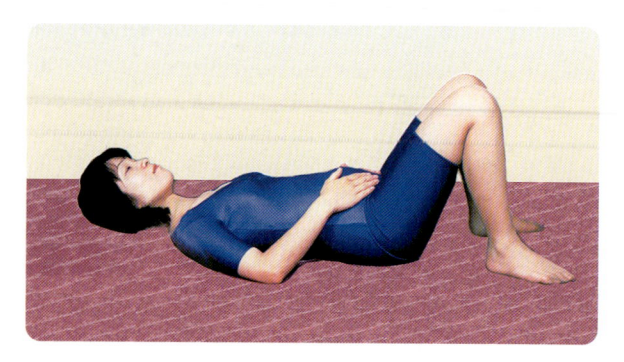

③ **胸式深呼吸**
　胸部に軽く両手をのせ，口を閉じて静かに深く息を吸って，吐く．
　吸気時に肋骨弓は左右に広がり，胸骨角が開くように息を吸い込み，次いで深く吐き出す．

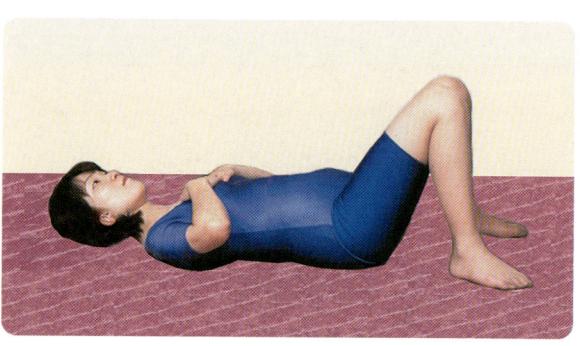

one point
① 呼吸はそれぞれ6回繰り返す．
② 呼吸法は，他の体操の間に繰り返す．
③ 妊娠中にすでに習っている褥婦には，分娩直後にもこの体操が大切であることを強調するだけでよい．

2. 足の運動
仰臥位基本姿勢で，わずかに下肢を開く．

① **足首の曲げ，伸ばし（屈曲，伸展）**
　1) 両足同時に行う．
　2) 下腿と足背が近づくように，つま先を挙上する（背屈）．（写真左）
　3) 次に，つま先を床面につけるように下げる（底屈）．（写真右）

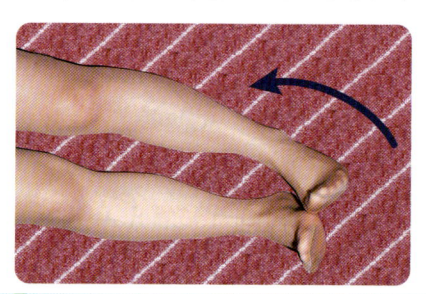

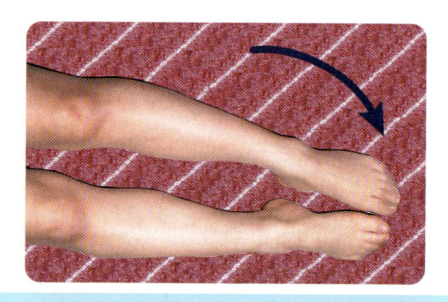

8．産褥体操

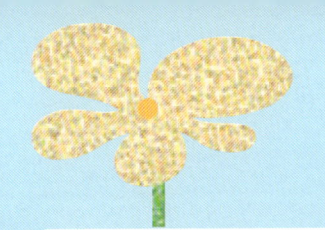

② 足の指の曲げ，伸ばし
1）右足の指を曲げて，つま先を床面につけるように下げる．左足はつま先を挙上する．
2）次に，左足の指を曲げて，つま先を床面につけるように下げ，右足はつま先を挙上する．
3）左右交互に6回繰り返す．

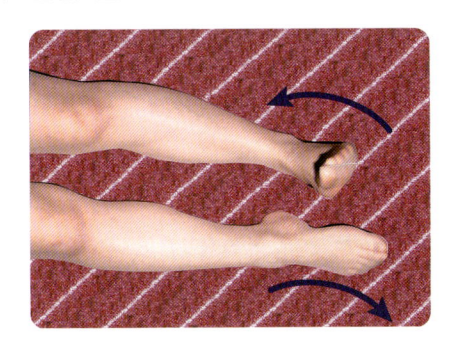

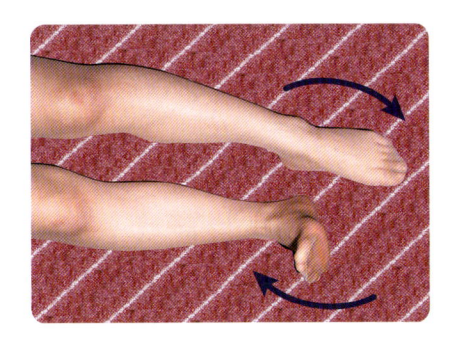

③ 足の内反，外反
弧を描くように，両足を内側，外側に反転させる．
1）足底を向かい合わせるように，つま先を内側に曲げる．
2）次に，つま先を外側に反らせる．
3）6回繰り返す．

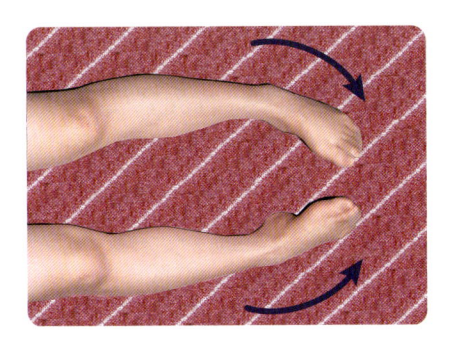

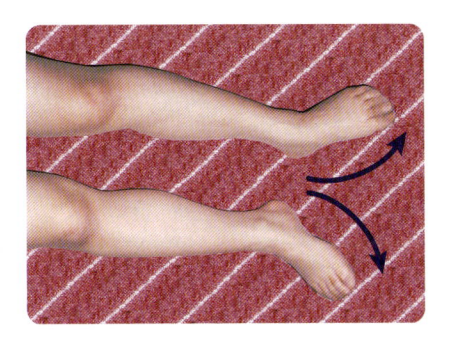

3．腹部の運動

① **基本姿勢**（次ページ写真左）
仰臥位で下肢を伸ばし，両手を頭部の下にあてる．

② 肩をベッドにつけたままで頭を起こして，首を前に曲げる（次ページ写真右）．
5〜6秒保持して，元に戻す．

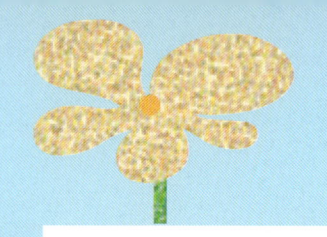

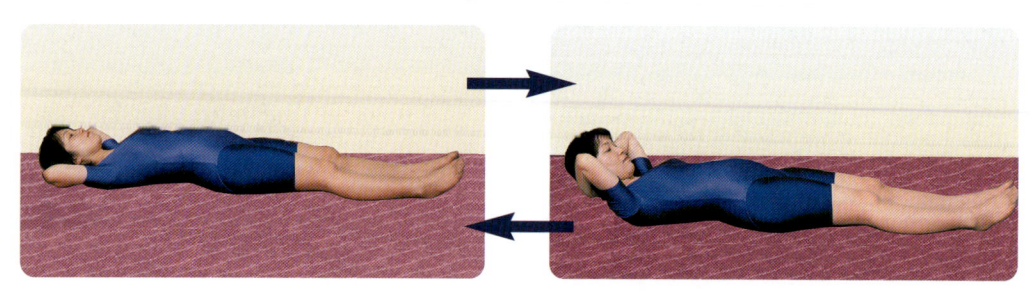

③ 次に，横を見るように首を右に回す．
　 5～6秒保持して，元に戻す．

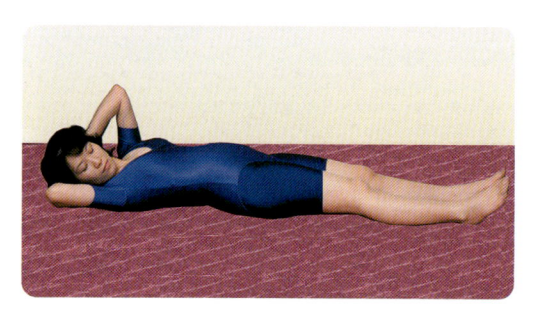

④ 左横を見るように首を左に回す．
　 5～6秒保持して，元に戻す．

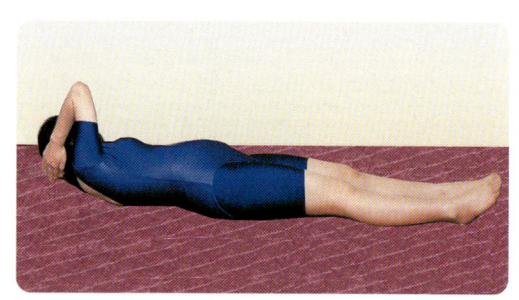

one point
① 6回繰り返す．
② 頭部の前屈，回旋いずれの運動も基本姿勢に戻してから，次の運動を行う．
③ 産褥3日目までに体操1～3深呼吸，足・腹部の運動を行うが，褥婦の状態により，計画を延期する．

4. 骨盤底の筋肉群の引き締め運動

1） 仰臥位にて，両膝を立てて足底をベッドにつけ，両手を腰部の下に置く（次ページ写真）．
2） 背部をベッドに押しつけるようなつもりで，腰部の筋肉を引き締め，腹部を引っ込ませる．5～6秒引き締めて，力を抜く．6回繰り返す．
3） 膣・肛門を引き締めるように力を入れる．5～6秒引き締めて，力を抜く．6回繰り返す．

8．産褥体操

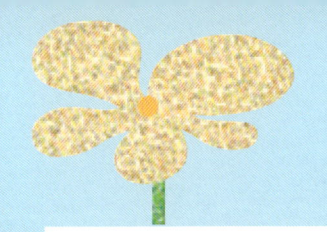

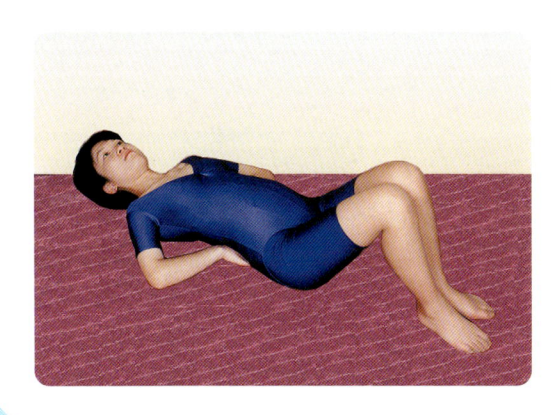

one point
① 膣・肛門の引き締め運動は，排尿中に行ってみて，尿の出るのを止めることができれば，正しい方法である．
② 腰部の引き締め運動は，座位でも行うことができる．
③ 褥婦の肛門痛，縫合部痛などの状態によって，腰部，肛門の引き締め運動は産褥4日目以後に計画する．

5. 骨盤の運動

1）基本姿勢は仰臥位，両膝を立てて足底をベッドにつける．
　両手は腰部の下に置く．（写真上）
2）両膝をつけたままで，左右に倒す．
　肩はベッドにつけたままで，膝がベッドにつくまでゆっくり倒す．（写真下左，右）
3）基本姿勢 → 右 → 基本姿勢 → 左 のように左右の運動は元に戻してから次の運動を行う．
4）左右5〜6回繰り返す．

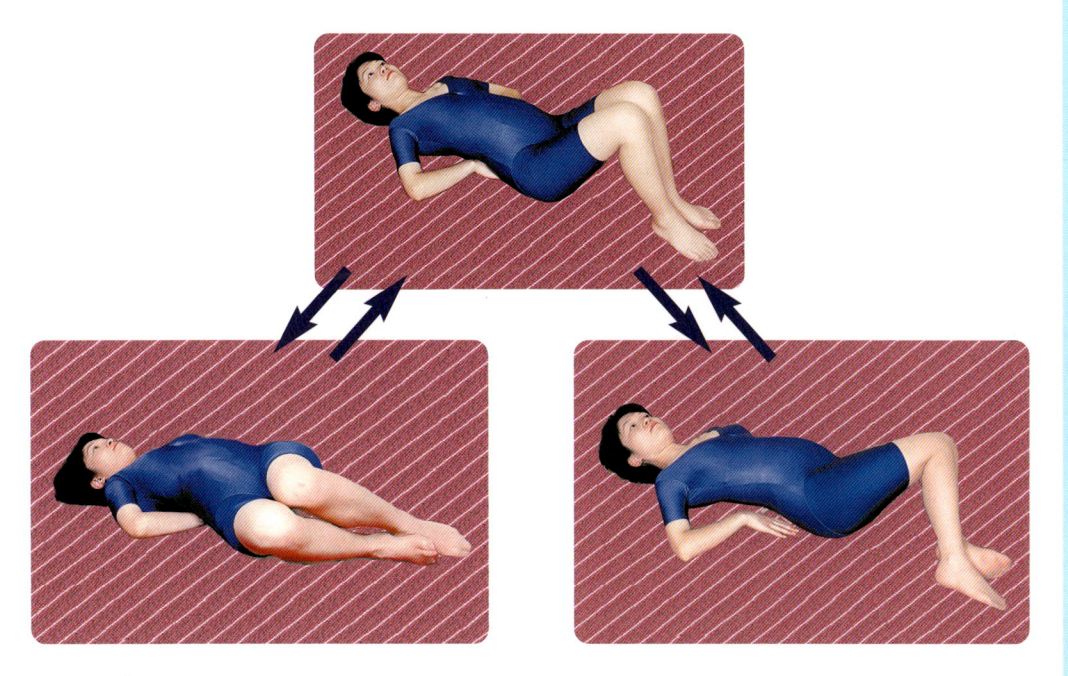

one point
　この体操は，産褥4日目以後に行う．

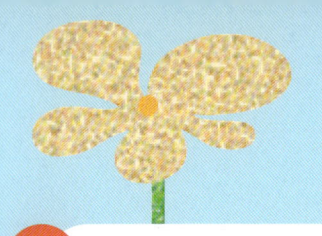

6. 下肢を挙上する運動

① 仰臥位，足底をベッドにつけて，両膝を立てる．手掌は伸ばしてベッドにつける．

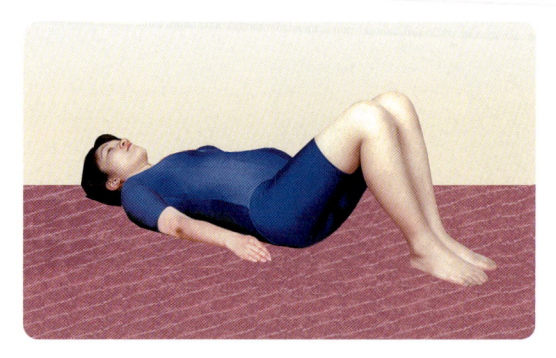

② 右下肢をまっすぐに伸ばす．

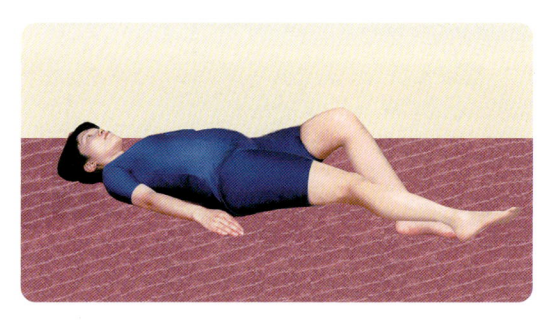

③ 右下肢を曲げた左下肢にそって左膝の高さまでゆっくり上げる．

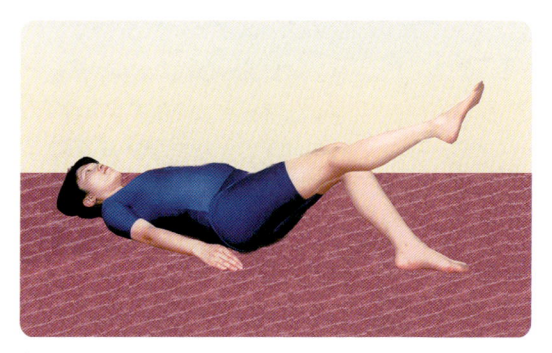

一息静止してから，力を抜いて上げた下肢をゆっくり下ろす．

④ 同様に，右膝を立て，左下肢の上げ，下ろしを行う

⑤ 左右それぞれ，5〜6回繰り返す．

one point
① この体操は，腰部の筋肉だけを使うようにする．
② 産褥5日目以後に行う．

8. 産褥体操

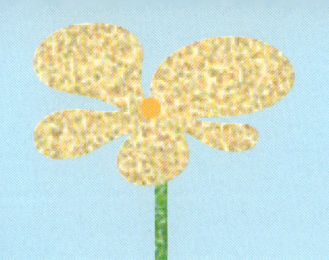

■ 産褥体操のプログラム例 ■

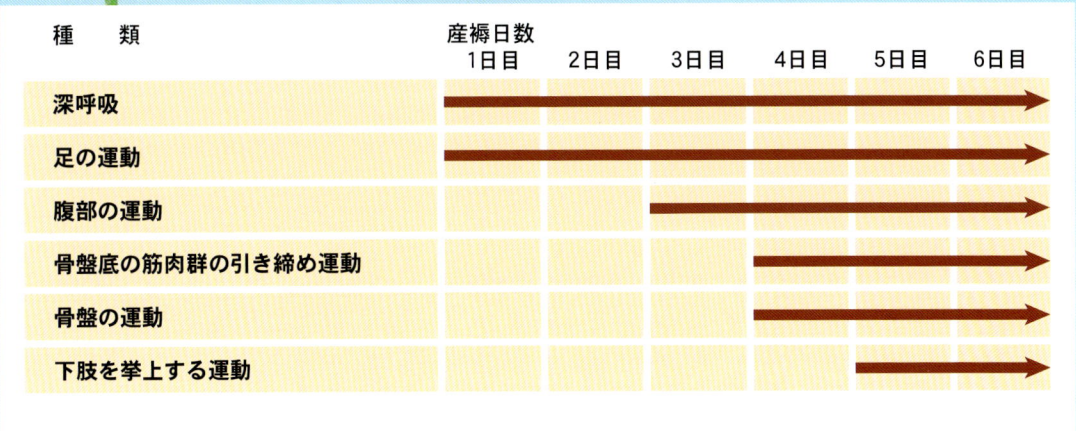

種類	産褥日数 1日目	2日目	3日目	4日目	5日目	6日目
深呼吸	━━━━━━━━━━━━━━━━━━━━━━━━━━━▶
足の運動	━━━━━━━━━━━━━━━━━━━━━━━━━━━▶
腹部の運動			━━━━━━━━━━━━━━━━━━━▶
骨盤底の筋肉群の引き締め運動				━━━━━━━━━━━━▶
骨盤の運動				━━━━━━━━━━━━▶
下肢を挙上する運動					━━━━━━━━▶

それぞれの種類を1日1〜2回行う．

MEMO

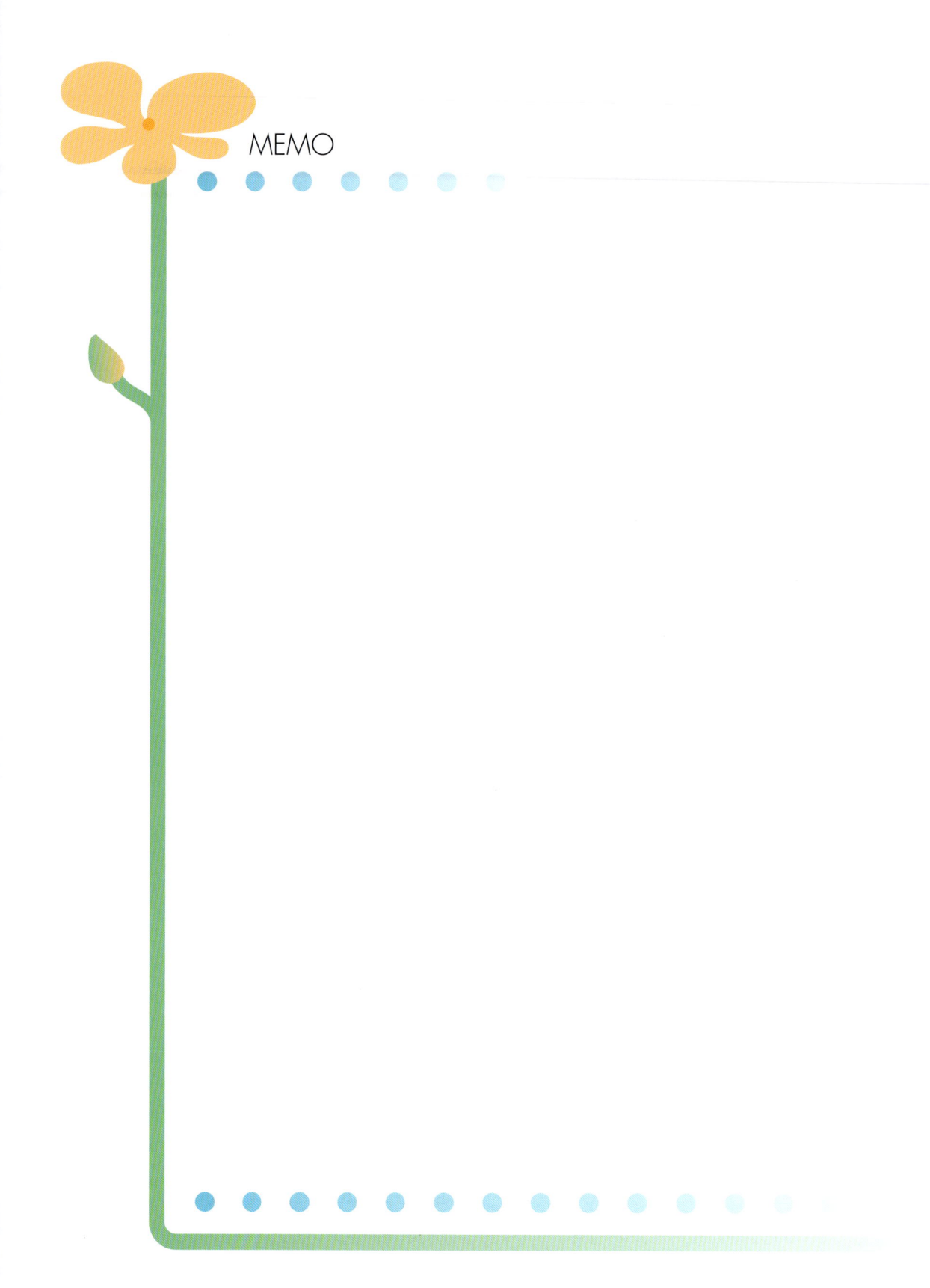

文 献

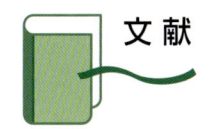

＜妊婦健康診査の準備と介助＞
1) 厚生省児童家庭局発第934号：母性，乳幼児に対する健康診査及び保健指導の実施について．厚生省児童家庭局長通知，平成8年11月20日，平成9年3月．
2) 坂元正一監修，日本母性保護医協会編：ナースのための産科看護手順．pp.15-16，南山堂，1989．
3) 日本産科婦人科学会編：産婦人科研修の必修知識2011：194-195，217-221，2011．
4) 日本妊娠高血圧学会編：妊娠高血圧症候群（PIH）管理ガイドライン2009：73-76，2009．
5) 石川睦男，千石一雄：妊娠悪阻．周産期医学，21（増刊号）：159-161，1991．
6) 佐藤和雄，三宅良明：妊娠中毒症．周産期医学，21（増刊号）：173-176，1991．
7) 和田孝雄：臨床家のための水と電解質．pp.95-102，143-160，医学書院，1993．
8) 真島英信：生理学．pp.383-384，文光堂，1968．
9) 坂元正一：総合産科婦人科学．pp.204-207，医学書院，1979．
10) 島田信弘，谷　昭博：X線診断．周産期医学，25：317-324，1995．
11) Sharon, J. et al.：MATERNITY NURSING. 17th ed., pp.404-407, 1082-1111, J.B.Lippincott Company, Philadelphia, 1992.
12) 桶谷そとみ：桶谷式乳房管理法の実際．鵬鳴堂書店，1982．
13) 桶谷そとみ・他：桶谷式乳房治療手技．医学書院，1979．
14) 藤森和子：乳房自己管理の実際．メディカ出版，1985．
15) 山西みな子：乳房管理と母乳育児指導．助産婦による母乳育児指導の実際，pp.117-144，メディカ出版，1987．
16) 根津八紘：ミニテキスト乳房管理入門．諏訪メディカルサービス，1996．

＜NST＞
17) 島田信宏：胎児心拍数モニタリング．改訂第2版，東京医学社，1988．
18) 橋本武次：目で見る分娩監視の実際．医学書院，1988．
19) 橋本武次：分娩監視の実際．医学書院，1996．
20) 岩崎寛和：胎児監視マニュアル．中外医学社，1987．
21) 寺尾俊彦編：胎児心拍数モニタリング．南山堂，1987．
22) 池ノ上克・他：Non-stress test；NST．周産期医学，21（増刊号）：73-74，1991．
23) 柳原敏博，原　量宏：NST．周産期医学，27（増刊号）：106-109，1997．
24) 久保隆彦，一ノ瀬祐子：NST，VAST．周産期医学，30（増刊号）：122-125，2000．
25) Smith, C.V. et al.：Fetal acoustic stimulation testing － A retrospective experience with the fetal acoustic stimulation test. Am. J. Obstet. Gynecol., 153：567，1985.
26) 日本産科婦人科学会編：産婦人科研修の必修知識2013：140，2013．

＜妊婦体操，産褥体操，産痛の緩和＞
27) 荻田幸雄：新女性医学体系32 産褥．p.39，中山書店，2001．
28) Ebner, M. 松本清一監訳：産科理学療法—妊産婦体操の理論と実際—．文光堂，1969．
29) 松本清一監修：改訂版 妊産婦体操の理論と実際．全国母子健康センター連合会，1993．
30) 伊藤　隆：解剖学講義．南山堂，1983．
31) 齋藤　宏・他：姿勢と動作．メヂカルフレンド社，1977．
32) 青木康子：看護MOOK No.31 出産と看護．pp.108-116，金原出版，1989．
33) 田中泰博：周産期運動療法の実際．メディカ出版，1994．

34) 南野知恵子, 竹村秀夫・他：アクティブバースの考え方と展開. メディカ出版, 1992.
35) 石田　肇：腰痛のトータルマネージメント. pp.16-21, 全日本病院出版会, 1994.
36) Cailliet, R. 荻島秀男訳：カリエ博士の腰痛ガイド 正しい腰痛のなおしかた. pp.62-83, 医歯薬出版, 1993.
37) 生澤晴美, 堀口貞夫：自然分娩法と出産準備教育. 周産期医学, 21（増刊号）：197-200, 1991.
38) 東野妙子・他編：母性看護学1. 妊娠・分娩. pp.115-121, 医歯薬出版, 1994.
39) 松本清一編：系統看護学講座 母性看護学各論. pp.178-190, 医学書院, 2000.
40) 坂元正一監修, 日本母性保護医協会編：ナースのための産科看護手順. pp.208-212, 南山堂, 1989.
41) 真壁治子・他：妊産婦の経時的体型の変化について. 共立女子大学家政学部紀要, 31：106-121, 1985.

＜骨盤位の自己回転促進法＞
42) 木下正一・他：助産婦必携. pp.154-155, 医学書院, 1967.
43) 九嶋勝司：産婦人科学. pp.229-230, 249, 医学書院, 1969.
44) 加藤宏一編：産婦人科シリーズ 骨盤位分娩. pp.38-39, 南江堂, 1980.
45) 倉智啓一編：新産科学. p.294, 南山堂, 1981.
46) 坂元正一監修, 日本母性保護医協会編：ナースのための産科看護手順. pp.45-46, 南山堂, 1989.

＜産褥期の子宮の観察，悪露交換＞
47) 日本産科婦人科学会編：産科婦人科用語解説集. p.9, 金原出版, 1992.
48) 眞柄正直：最新産科学. 第19版, pp.176-177, 259-263, 文光堂, 1984.
49) 武田佳彦, 中林正雄編：ハイリスク妊婦の周産期管理. pp.209-210, 永井書店, 1997.
50) Greenhill, J.P., Friedman, E.A. 新井正夫・他訳：グリンヒル産科学. pp.279-285, 医学書院, 1980.
51) 今津ひとみ・他編：母性看護学2. 産褥・新生児. pp.57-58, 医歯薬出版, 1995.
52) 坂本正一監修, 日本母性保護医協会編：ナースのための産科看護手順. pp.206-208, 南山堂, 1989.
53) 聖路加国際病院看護手順委員会：最新基本看護手順. pp.851-853, 893-894, メヂカルフレンド社, 1990.
54) Sharon, J. et al.：MATERNITY NURSING. 17th., pp.617-619, J.B.Lippincott Company, Philadelphia, 1992.
55) 神谷　昇, 尾家重治：消毒剤の選び方と使用上の留意点. 薬業時報社, 1992.
56) 竹田美文監修：院内感染防御マニュアル. pp.258-259, 薬業時報社, 1996.
57) 小笠原みどり, 松岡敦夫：ディスポーザブル注射針の開封方法と汚染について―めくり法とつき破り法の場合―, 日本看護研究学会雑誌, 10(1)：98-101, 1989.
58) 岡田弘二：小宮復古. 新産科データブック, 産婦人科の世界, 37（増刊号）：327, 1985.

＜早期母子接触，授乳指導，おむつ交換＞
59) 国民衛生の動向：母子保健. p.112, 厚生統計協会, 2000.
60) 篠田達明：先天性股関節脱臼. 周産期医学, 16（増刊号）：455-456, 1986.
61) 花沢成一：母性心理学. 医学書院, 1992.
62) 氏家幸子監修, 内山芳子編集：臨床看護技術シリーズ, 母指看護技術Ⅰ母性編. pp.261-266, 中央法規出版, 1989.
63) ラ・レーチェ・リーグ, 宮脇道子・他編：だれにでもできる母乳育児. メディカ出版, 1994.
64) Eisenberg, A., Murkoff, H.E., Hathaway, S.E. 井上裕美, 星野妙子監訳：月別の妊娠できごと事典. pp.401-427, メディカ出版, 1999.

【著者略歴】
櫛引 美代子
（くしびき みよこ）

　　　　学　　歴
1967年　弘前大学医学部附属看護学校卒業
1968年　弘前大学医学部附属助産婦学校卒業
1973年　弘前学院短期大学家政学科卒業
1996年　佛教大学社会学部社会福祉学科卒業
1998年　秋田大学大学院教育学研究科修了　修士（教育学）
2000年　秋田大学より博士（医学）授与
　　　　職　　歴
弘前大学医学部附属病院勤務を経て
1991年　秋田大学医療技術短期大学部講師
1995年　秋田大学医療技術短期大学部助教授
2001年　秋田大学医療技術短期大学部教授
2002年　秋田大学医学部保健学科教授
2006年　弘前学院大学看護学部看護学科教授
2013年　弘前学院大学看護学部学部長
2017年　弘前学院大学客員教授

カラー写真で学ぶ
妊産褥婦のケア　第2版　　ISBN978-4-263-23593-5

2001年4月15日　第1版第1刷発行
2007年1月20日　第1版第7刷（増補）発行
2014年2月20日　第1版第15刷発行
2014年9月25日　第2版第1刷発行
2017年8月10日　第2版第4刷発行

著　者　櫛　引　美代子
発行者　白　石　泰　夫
発行所　医歯薬出版株式会社
〒113-8612　東京都文京区本駒込1-7-10
TEL.（03）5395-7618（編集）・7616（販売）
FAX.（03）5395-7609（編集）・8563（販売）
http://www.ishiyaku.co.jp/
郵便振替番号　00190-5-13816

乱丁，落丁の際はお取り替えいたします　　印刷・教文堂／製本・皆川製本所

© Ishiyaku Publishers, Inc., 2001, 2014. Printed in Japan

本書の複製権・翻訳権・翻案権・上映権・譲渡権・貸与権・公衆送信権（送信可能化権を含む）・口述権は，医歯薬出版㈱が保有します．

本書を無断で複製する行為（コピー，スキャン，デジタルデータ化など）は，「私的使用のための複製」などの著作権法上の限られた例外を除き禁じられています．また私的使用に該当する場合であっても，請負業者等の第三者に依頼し上記の行為を行うことは違法となります．

JCOPY＜㈳出版者著作権管理機構　委託出版物＞
本書をコピーやスキャン等により複製される場合は，そのつど事前に㈳出版者著作権管理機構（電話 03-3513-6969，FAX 03-3513-6979，e-mail：info@jcopy.or.jp）の許諾を得てください．

好評の母性看護学テキストに待望の改訂版！ ウェルネス志向の看護過程が展開できる！

ウェルネス看護診断にもとづく
母性看護過程 第3版

太田　操　編著

◆A4変型判　136頁　定価(本体 2,300円＋税)
◆ISBN 978-4-263-23687-1

● 今改訂では，第2章で，ウェルネスの考え方についてより詳しく解説．第3章では，「アセスメントの視点」を見直すなど全事例を全面刷新！ 妊娠・分娩・産褥・新生児各期について計7事例を収載し，問題点に焦点を当てるのではなく，対象に元来備わっている力を引き出す「ウェルネス志向」にもとづく看護過程の展開例がより充実！

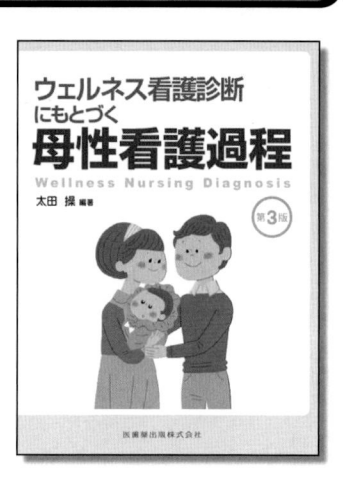

目次

第1章　看護過程とは
1．看護過程の概念
❶ 看護過程の基本的な考え方
❷ 看護過程の展開
(1) 第1段階 アセスメント　(2) 第2段階 看護診断　(3) 第3段階 計画　(4) 第4段階 実施・実践　(5) 第5段階 評価
2．母性看護における看護過程
❶ 母性看護の特徴
(1) 母性看護とは　(2) 母性看護の対象
❷ マタニティサイクルにおける看護の特徴
(1) 対象の特徴　(2) ケアの特徴

第2章　ウェルネス看護診断
1．ウェルネス看護診断の考え方
❶ ウェルネスとは
(1) ウェルネスの概念　(2) ウェルネス志向の考え方　(3) 問題志向型とウェルネス志向型
❷ ウェルネス看護診断とは
(1) 定義　(2) ウェルネス看護診断の特徴
❸ ウェルネス看護診断の意義
2．ウェルネス看護診断の展開
　　〜ウェルネス看護診断をどんどん作ってみよう〜

❶ ウェルネス看護診断の構成
(1) 構成　(2) 表現スタイル―進行形が多い
❷ 強みのアセスメント
❸ 陥りやすいワナ

第3章　看護過程の実際―事例展開
1．妊婦の事例展開
Ⅰ 妊娠期のアセスメント項目と診断に必要な視点
Ⅱ 正常妊婦の看護過程の展開（妊娠30週）
Ⅲ 切迫早産妊婦の看護過程の展開（妊娠30週）
2．産婦の事例展開
Ⅰ 分娩期のアセスメント項目と診断に必要な視点
Ⅱ 正常産婦の看護過程の展開（分娩第1期）
3．褥婦の事例展開
Ⅰ 産褥期のアセスメント項目と診断に必要な視点
Ⅱ 正常褥婦の看護過程の展開（産褥2日目）
Ⅲ 家族に課題がある褥婦の看護過程の展開（産褥4日目）
Ⅳ 帝王切開術を受けた褥婦の看護過程の展開
　　（産褥当日　術後6時間）
4．新生児の事例展開
Ⅰ 新生児期のアセスメント項目と診断に必要な視点
Ⅱ 正常新生児の看護過程の展開
　　（早期新生児期のアセスメント）

医歯薬出版株式会社　〒113-8612 東京都文京区本駒込1-7-10　TEL03-5395-7610　FAX03-5395-7611　http://www.ishiyaku.co.jp/